LES SILENCES DE ROCHECOMBE

2

De la même auteure

Poèmes

Aux Sources de mes errances
Aux Murmures de mes rêves

Romans

Les Prisons de Catherine
Le Rocher de Flore
L'Enfant du cachot
Un cri dans les roseaux
Les Silences de Rochecombe
1. Léonie

Nouvelles

Saisissantes Rencontres

L'histoire ***Victor, dans les rêves du cœur*** est le deuxième tome de la série *Les Silences de Rochecombe*.
Chaque tome est indépendant des autres. Chacun comprend une histoire entière : on peut donc lire l'histoire de Victor sans avoir lu celle de Léonie.
Cependant, il est préférable, si on veut les découvrir tous, de les lire dans l'ordre.
Le tome 3 est en cours d'écriture. La trame est déjà bien avancée.

Monique DEVEZ VALLIENNE

LES SILENCES DE ROCHECOMBE

2. Victor,
dans les rêves du cœur

MDV.A

N'hésitez pas à vous abonner à la lettre d'information que
j'envoie à mes lectrices et lecteurs le vendredi.
Pour cela, rendez-vous sur mon site Internet
https://www.moniquedevezvallienne.com
Cliquez sur le bouton,
dans le bloc **« découvrez mon écriture »**.
vous entrerez alors
dans le cercle des **lecteurs privilégiés**,
vous recevrez des contenus gratuits,
des chapitres bonus…

Couverture et mise en page : Leslie Guyon (2LI)
ISBN : 978-2-954-04136-0
Dépôt légal : 3e trimestre 2023
Édition indépendante

Prologue
MARTINE

Janvier 2003
Rochecombe

En cette soirée de fin janvier, la progression est lente et difficile. Il neige, comme souvent dans ce coin perdu à la limite de l'Aubrac. Mais Martine Desriols n'a pas pu s'empêcher de prendre la route. Elle a l'habitude de rouler dans ces conditions, même parfois dans des situations extrêmes.

Depuis que Léonie Gibert lui a dévoilé un secret longtemps gardé, elle se plonge dans ses pensées. Car cette amie a bien connu son grand-père Victor.

Pour l'instant, la pellicule blanche sur le sol est à peine visible. Alors qu'elle prend conscience que tout écart dans sa conduite risque de l'emmener au fossé, elle est traversée par une envie de faire demi-tour. Mais, pensant au but qu'elle s'est fixé avant de partir, elle décide finalement de ne pas renoncer. Elle poursuit son chemin.

La lune luit à peine, juste suffisamment pour éclairer faiblement la chaussée. Sous le couvert des arbres, à certains endroits, elle ne verrait absolument rien sans l'éclairage de ses feux de croisement. Depuis qu'elle est sortie de la petite cité, la chaussée grimpe sans cesse et les conditions deviennent de plus en plus inquiétantes, car ce n'est plus une mince couche blanchâtre qui recouvre la route, mais quelque chose d'épais et de tenace qui lui donne le frisson.

Persévérer, pour savoir.

Elle ne sera pas loin de chez Léonie, mais ce n'est pas elle qu'elle va voir ce soir.

La voilà presque arrivée. Encore quelque cinq cents mètres à parcourir ! Ils vont être ardus, le chemin est cahoteux : depuis bien longtemps, plus aucune voiture ne s'aventure ici. Prudemment, elle pénètre entre les murets.

Sa conquête de l'instant, la maison où vivait encore Victor, il y a presque quarante ans. Il faut permettre aux choses de suivre leur rythme, laisser à la vie le temps de nous appeler, quand bon lui semble, et de nous faire découvrir ce qu'elle nous réserve. Ce sont là les pensées de Martine alors que le véhicule se déplace avec difficulté.

L'inquiétude la gagne. Si elle s'enfonce plus avant dans ce passage étroit, pourra-t-elle faire demi-tour avec sa voiture ? Pourra-t-elle rentrer chez elle ce soir ? Voilà que la peur l'enserre et elle freine un peu brusquement, ce qu'il ne fallait pas faire sur la neige. La voiture patine avant de s'immobiliser. Prise de tremblements, la conductrice s'entend dire : « Grand-Père, où m'as-tu attirée ? » Pourquoi l'a-t-il appelée ce soir ? Pourquoi a-t-il fallu qu'elle lui obéisse ? Pourquoi est-elle devenue le jouet de ses pensées, alors que d'habitude, plutôt trouillarde, elle est peu encline à s'aventurer dans des endroits lugubres, austères et tristes ?

Elle arrête le moteur, sort de l'habitacle. Seule et plus vulnérable encore, elle marche vers un hameau, vers une maison qu'elle ne connaît pas, vers le domaine de Rochecombe, dont Léonie lui a un peu parlé. Elle y est venue une fois seule, sans y faire attention plus que ça, lorsqu'elle promenait Ficelle à pied par les chemins depuis la maison de son amie. En cette heure de crépuscule hivernal, elle a laissé sa petite chienne à la maison : pas question de prendre un risque en l'oubliant dans la voiture par ce froid.

Lors de sa première visite, elle ne savait pas que quelque chose l'attachait à ce lieu où elle s'aventure, à petits pas dans la neige glacée, en cette nuit bien morne. La voilà qui grelotte, qui regrette. Elle s'y sent attirée quand même : après tout, Victor y a bien vécu seul, pendant des années.

Victor Mercier, son grand-père. Elle n'avait rien su de lui jusqu'à ce que Léonie lui révèle son secret. Elle a appris par Léonie qu'elle est venue le voir chez lui, ici, il y a longtemps, lorsqu'elle était petite. Elle n'en a aucun souvenir. Pourquoi Léonie a-t-elle tant attendu avant de lui dévoiler cela ? Quelle a été la relation entre ces deux personnes ? Quelque part au fond du cœur de Léonie se cache sans doute un sentiment profond qui la lie à jamais à Victor. Un secret peut-être. Elle ne sait pas exactement ce qui s'est passé entre eux ; c'est peut-être ça qui la guide à cette heure-ci vers la maison où a vécu sa mère, enfant.

Le hameau de Rochecombe ! La neige qui, dans la nuit, éclaire tout d'une lumière bleutée, lui permet de distinguer facilement les bâtis, les arbres, la nature environnante. À gauche, un vieux hangar tout délabré. À droite, se prolonge le muret qui borde le chemin par lequel elle vient d'arriver. Abandonnée et solitaire dans le hameau délaissé, la grande maison des Mercier, que plus personne n'habite, se dresse face à elle.

Face à une Martine maintenant devenue bien fébrile !

L'immense bâtisse tout en longueur impose sa stature énorme dans la nuit bleutée.

Un mouvement de recul, une envie de fuir. Impossible, elle reste ainsi quelques instants, tétanisée, se demandant comment elle va passer les heures à venir. La peur au cœur, la boule au ventre, l'amour pour son grand-père, le lien pour Léonie, la connaissance de cette famille maternelle dont elle ne sait absolument rien, et qu'elle est peut-être prête à découvrir.

C'est pour ça qu'elle est là. C'est dans le but de tout apprendre sur sa famille maternelle qu'elle a fait tout cela ce soir. Elle ne va pas abandonner si vite ! Sans qu'elle s'en rende compte, ses pas la portent plus avant, lui conférant une petitesse supplémentaire au fur et à mesure qu'elle se rapproche de cet imposant bâtiment, cet éminent aimant qui la saisit, l'empoigne, la harponne. Un souvenir surgit, vague, imprécis, inimaginable.

Pourquoi a-t-elle une impression de déjà-vu ? A-t-elle déjà monté cet escalier extérieur ? Ses pensées vont bon train.

Stupeur !

Au premier regard, elle n'avait pas remarqué que la porte, là-haut, est grande ouverte. Elle n'avait pas pensé entrer, elle venait juste s'imprégner du lieu. Mais tout de suite, ce passage béant l'appelle, la pièce lui fait un accueil. Pourtant, l'obscurité, qu'elle devine à l'intérieur, n'est pas des plus attrayantes, ni des plus rassurantes. Elle monte les marches éclairées de blancheur et de Lune, ses bottes marquent leur empreinte dans les quelque deux ou trois centimètres de neige qui les recouvrent.

Elle se positionne dans l'embrasure de la porte. Au fond, un ajour laisse pénétrer un rayon d'astre nocturne. Son regard se pose sur chaque objet. On dirait que rien ne s'est jamais interrompu. Pourtant, depuis presque un demi-siècle, personne n'habite ici. Une grande table de ferme trône au milieu de la pièce ; le long du mur de gauche, une immense cheminée semble attendre que le feu se rallume ; plus près, tout à côté d'elle, un renfoncement mène à une autre porte, ouverte aussi. Elle distingue, grâce à l'éclairage d'une fenêtre, les premières marches d'un escalier. Tout demeure silencieux et immobile : un jour, le maître du lieu a disparu à jamais, et tout est resté en place, comme au temps de la vie, de l'amour, du bonheur peut-être.

Martine se tient là, maintenant tranquille, plus apaisée, tout à la recherche d'un souvenir qui viendrait allumer quelque chose, fournir une vision claire du passé. Peut-être l'âme de son grand-père est-elle encore ici, à veiller sur elle en ce moment même ?

Pourquoi pense-t-elle cela ? Devient-elle folle ? Ses craintes se manifestent-elles de cette façon, par des questions idiotes et inutiles ?

Elle va partir. Elle est venue, elle a vu, elle a ressenti. À présent, elle espère en apprendre davantage. Impossible ce soir, l'intérieur est trop sombre. Elle ne trouverait rien d'intéressant cette nuit. Elle reviendra.

Alors qu'elle s'apprête à regagner le perron et l'extérieur, elle perçoit comme un bruit sourd, dans les pièces du haut, juste au-dessus de sa tête.

C'est probablement quelque rat qui mène son train dans le grenier. Forcément, les souris prennent leurs aises, quand il n'y a plus de chats. La tête légèrement levée, totalement immobile, bouche ouverte, aux aguets, elle prête l'oreille. Frigorifiée, paralysée une fois de plus. Son corps s'est laissé envahir, tout va rompre à l'intérieur d'elle-même. Elle sait au moins qu'elle est vivante, le sang coule dans ses veines à grands flots.

Trop tard pour les regrets. Le rat va-t-il reprendre sa course ? Tout tressaute en elle, à une vitesse faramineuse. Pour être capable de mettre un pied devant l'autre et partir, il va lui falloir franchir des montagnes d'encouragement. Car, à cet instant même, elle est statue.

Elle a encore perçu quelque chose. Ça bouge, là-haut, c'est sûr. Si elle fait un mouvement, on va l'entendre, on va venir. Que va-t-il se passer alors ? Elle ne veut pas mourir maintenant, dans la maison de Victor. Léonie l'aura-t-elle tuée en la poussant jusqu'ici où, elle en a la certitude à présent, quelqu'un s'active au-dessus d'elle ?

Un grincement qui dure une éternité ! Comme si quelqu'un fermait une malle. Cinq pas. Le bruit de gonds qui ouvrent une porte. Des craquements. Un faible éclairage. Quelqu'un descend ! Elle devient folle, mais elle est morte.

Elle se retrouve en bas de l'escalier extérieur. Elle fuit, elle court. Retourner à la voiture, sinon sa vie va s'arrêter là, dans la cour de la maison de son grand-père. Elle n'a pas remis sa capuche ; dans son cou, les flocons la transpercent d'humidité. Transie, elle arrive presque au chemin… Courir, courir encore. Sauver sa peau.

— Qui êtes-vous ? Arrêtez-vous !

C'est une voix masculine qui l'a stoppée net. Elle se retourne.

Pourquoi est-elle venue ? Tout le cheminement qui l'a poussée jusqu'ici à une heure aussi incertaine défile dans son cerveau, en une course endiablée.

Chapitre 1
MARTINE

Une rencontre

Elle est chez Léonie avant Noël. Cette femme, maintenant une grande amie, lui offre un panier. C'est un don, comme on dit parfois, « un don du ciel », parce qu'il lui vient de son grand-père mort et enterré depuis longtemps. C'est un moment magique.

Mais, en cet instant, elle se demande si ce n'est pas un cadeau empoisonné.

*

Le 1er janvier, elle est malade. Un poids énorme sur l'estomac, la nausée. Combien de temps a-t-elle dormi ? Va-t-elle pouvoir attendre ainsi, sans aller aux toilettes ? Il faudra peut-être qu'elle s'y précipite sous peu, mais pour l'instant, elle n'en a pas le courage.

Si elle a ressenti ça un jour, cela fait des années que ça ne s'était pas reproduit. Peut-être même, depuis le temps des études, où elle allait parfois, en sortant de cours, boire une Marie Brizard avec les copains.

Martine ouvre un œil. Sa chambre n'est plus la même. Tout tourne autour d'elle et quelque chose en elle ne tourne pas rond, c'est sûr ! Elle se sent bizarre et triste. Le jour pénètre par les fentes des persiennes. C'est surprenant, il doit être tard. Fermer les yeux, ne plus penser, attendre. Son cœur bat fort. Il saigne, sans doute : les pleurs mouillent ses yeux.

Prisonnière de son corps, avec la douleur au ventre, le trop-plein à l'estomac, l'affolement et la tristesse au cœur, un goût désagréable à la bouche pâteuse, les larmes aux yeux, les pensées en vrac dans la tête lourde. Un mal épouvantable lui enserre le crâne comme un étau.

Voilà que des idées empâtées de mal-être la contrarient. La honte ? Honte de ce qui lui arrive ? Honte, car elle ne se reconnaît pas : la gueule de bois, ça ne lui ressemble pas. Des tremblements l'agitent, elle frissonne de froid et de fatigue. De questionnements aussi. Ça grouille de partout en elle et autour d'elle.

Que fait-elle par terre ? Depuis combien de temps est-elle assise ainsi, dos appuyé au bois de lit, jambes repliées, coudes sur les genoux, front dans les mains ? Ce n'est pas son habitude de se retrouver dans une telle posture le matin au réveil. Et puis d'abord, où a-t-elle posé sa montre ? Est-ce le moment de se lever ou l'heure de partir au travail comme d'habitude ?

Ni l'un ni l'autre, on est le 1er janvier 2003. Hier soir, elle était de sortie. Elle a trop bu, trop mangé, trop respiré la fumée des cigarettes, s'est soûlée de bruits et de rires ; elle a tout oublié.

La nausée. Même assise, elle vacille. Ou alors, c'est simplement l'impression que son corps part d'un côté, de l'autre. Il veut vomir.

Il faut qu'elle se lève, il faut qu'elle y aille. Se retenir. Savoir où elle est, retrouver son chemin pour arriver jusqu'au couloir, puis jusqu'à la porte où l'attend la cuvette de la délivrance. Y aller, elle n'en a pas la force. Elle s'y oblige, se tourne, pose un genou au sol, puis l'autre. Les deux mains sur le lit. S'appuyer, se relever, marcher. Bras gauche à l'équerre, main au mur. Mettre un pied devant l'autre. À tâtons dans la semi-obscurité. La tête lui tourne. Elle est trop mal. Arriver vite à la porte, l'ouvrir, longer le couloir. Les toilettes.

Ça y est. L'estomac respire.

Aller jusqu'à la cuisine, sortir un verre, se faire un cataplasme gastrique avec du bicarbonate de soude et de l'eau. Alors qu'elle est devant l'évier en train de se laver les mains, une langue humide vient lui frotter le mollet. Ficelle n'a pas eu son câlin habituel. Une rapide caresse sur le flanc du petit animal :

— Recouche-toi, Ficelle.

Mais au lieu d'obéir, Ficelle continue, lui râpe la jambe une fois de plus.

— Je sais, tu as faim. Attends.

Elle prend le paquet au coin du meuble et verse quelques croquettes dans la gamelle.

À elle maintenant ! Le verre, la poudre, l'eau, une cuillère pour faire dissoudre le mélange. Voilà qui devrait la soulager. L'acidité due à l'alcool et à la nourriture riche d'hier soir va s'estomper petit à petit. Ne pas manger, rester tranquille.

Reprendre le couloir. Il doit être presque midi : la lumière qui pénètre par la fenêtre sans volets l'éblouit, la contraignant à quasiment fermer les yeux. À l'entrée de sa chambre, elle est obligée de s'asseoir sur la chaise qui se trouve près de la porte. Elle est là, pieds contre le barreau, pliée en deux, tête dans les épaules, mains jointes entre les jambes. Vidée.

Se recoucher. C'est tout ce qu'il lui faut. Si seulement elle avait quelqu'un avec elle, quelqu'un pour la soutenir, pour l'aider. L'épaule d'un homme en qui elle aurait confiance. Les larmes coulent.

Un petit bruit, elle se retourne. Assise sur son séant à l'entrée de la pièce, Ficelle la regarde, l'observe même peut-être. Au moins, la petite chienne l'aime et semble vouloir la protéger.

Assurément, si elle n'avait pas été célibataire hier soir, elle ne serait pas dans cet état, ce matin. Elle n'a pas bu beaucoup, pourtant. Juste un peu plus que de coutume. Elle a profité des bons plats qu'Annie a proposés à ses invités. Elle s'est régalée.

Et voilà qu'elle n'est plus elle-même. Toute la tristesse accumulée depuis ces années, toute la rancœur contre le père d'Amélie qui lui en a fait voir de toutes les couleurs, toute cette nouveauté aussi : la famille maternelle, le grand-père Victor Mercier, Léonie Gibert... Ça la questionne, la remue, la secoue, lui met l'estomac dans les talons et le moral dans les chaussettes.

Justement, des chaussettes, il va falloir qu'elle aille en chercher. Elle se gèle. Comme elle a avalé sa potion, l'acidité disparaît peu à peu. Quelle honte ! Elle ouvre la commode, prend des chaussettes, s'assoit au bord du lit, les enfile. Se recouche. Attendre.

Les heures s'écoulent, les larmes aussi.

Va-t-elle rester éternellement seule ? Il y a dix ans, elle était en plein divorce. Quel bazar, quel échec, quelle chose épouvantable ! Pourquoi est-ce si compliqué, l'amour ? Depuis, à part cette aventure assez récente qui a mal tourné, c'est le vide sentimental complet La solitude et la détresse.

Le divorce. Amélie était encore avec elle à l'époque. Aujourd'hui, sa fille vit à Paris, elle la voit trop rarement.

C'est un grand regret. Amélie est venue pour Noël, elles ont réveillonné chez son père, c'était bien.

Hier soir, Amélie a dû faire la fête avec ses amis : dans quel état est-elle, ce matin ? Comment peut-elle être ?

Hier soir, elle a eu envie de bonheur, de rencontres. Mais aussi, elle a fêté la nouvelle que Léonie lui a apprise, elle a levé son verre pour célébrer son entrée dans une année de projets, celle de la découverte de qui était son grand-père. Elle était bien, hier soir.

Elle devrait être heureuse.

Au contraire, un tapis de pensées moroses se déroule dans sa tête et elle pleure. Sur le cadeau de Léonie, le panier de son grand-père Victor, sur sa famille maternelle qu'elle n'a jamais rencontrée, sur le conflit dont elle ne connaît rien et qui a bloqué les contacts.

Elle aurait besoin d'un médecin. Elle devrait peut-être aller voir l'ex-docteur Desriols, il lui donnerait de quoi soulager son estomac et son cœur, peut-être. Mais elle n'est plus la petite fille qu'il a élevée. Elle est psychologue et devrait pouvoir s'en passer, gérer la situation présente toute seule. S'il savait !

Son père était ici le jour de Noël, comme Amélie. Comme Léonie aussi.

Aujourd'hui, enfin heureuse, Léonie passe la journée avec son fils, sa belle-fille et ses petits-enfants.

Léonie, tout un mystère. Pourquoi avait-elle gardé si précieusement, pendant toutes ces années, le panier de son grand-père ? Quels sentiments les attachaient l'un à l'autre ? Est-ce que ce qu'il y avait entre eux respectait les règles de la bienséance ? Est-ce que c'était honnête ? Une grande différence d'âge, certes, mais quelle importance ? Pourquoi avaient-ils renoncé, s'ils s'étaient aimés, tous les deux ?

Il faut de fortes raisons pour refuser le grand amour. Martine en prendrait bien un, même tout petit, tout de suite.

Alors qu'elle est couchée, et que les larmes qui descendent le long de ses joues viennent mouiller l'oreiller, elle se dit que Victor et Léonie ont peut-être vécu ensemble une magnifique histoire.

Dans l'après-midi et dans la soirée de ce 1er janvier, Martine se rassure, se requinque, se remet de cette fête qui, au fond, n'en était pas une. Tisane de menthe, citron pressé, bouillon de légumes.

*

Le dimanche 12 janvier, elle ne travaille pas. Que va-t-elle faire ?

Elle va sûrement passer sa journée seule, Annie part une semaine chez ses parents.

Toujours dans ses livres, son père n'a pas besoin d'elle pour s'occuper.

Léonie doit savourer le bonheur d'aller chez son fils et sa belle-fille qui l'ont invitée pour la galette des Rois.

Il faut laisser les gens tranquilles, savoir se suffire à soi-même, se contenter de ce que l'on a. Le bonheur sourit parfois alors qu'on ne s'y attend pas. Elle est attablée en train de prendre son petit déjeuner, voilà qu'il se pointe peut-être, le bonheur : elle a une idée, elle va penser à son grand-père. Elle sait ce qu'elle va faire : elle se prépare, se brosse les dents, se coiffe, s'habille, enfile un vieil anorak, prend l'escalier pour se rendre au sous-sol. Le panier est posé là, peut-être le symbole d'une renaissance, elle l'observe, elle a l'impression qu'il lui dit : « je suis une œuvre de ton grand-père. Au boulot. J'ai besoin de renouveau, j'ai besoin d'être sauvé. Il y a longtemps que j'attends ce moment ». Bien sûr, il va suffire d'un petit pinceau, d'un produit de protection. Après quoi, elle mettra un peu de vernis.

D'abord, il faut le laver. Elle l'entoure de ses bras comme un bien précieux, remonte, saisit une bassine, la remplit à moitié d'eau chaude, enfonce le panier qui semble résister et laisse jaillir l'eau par tous les interstices, comme autant de gerbes magnifiques sorties des doigts de son grand-père.

Son grand-père ! Elle se projette bien longtemps en arrière, sur les genoux de cet homme qu'elle n'a pas connu. Enfin, sauf si Léonie a dit vrai, sauf si elle l'a rencontré une fois au moment du décès de sa mère. Ce jour-là, dans son imaginaire, elle a pris la place de sa fille, la place d'Amélie que son père, le docteur Henri Desriols, faisait sauter sur ses genoux en disant : « ma petite Am ». Alors qu'elle joue encore, comme une enfant, à faire plonger le panier en regardant les gerbes, un sourire l'apaise, un sourire venu sur son visage enchanté par ce grand-père Victor qu'elle a encore plus envie de connaître. Et elle s'amuse, elle s'amuse encore avec les éclaboussures, les bouquets qui éclatent entre les menus intervalles de cet objet qu'elle chérit maintenant de toute son émotion. En même temps, elle sent que la joie qui l'inonde pétille par tous les pores de sa peau. Elle a beau avoir cinquante ans et être toute seule chez elle, son grand-père est ici, tout près d'elle petite fille, avec elle, dans son cœur.

À présent, avec la brosse et du savon noir, elle frotte énergiquement, sur toutes ses faces, l'œuvre que cet homme a imaginée, que ses doigts ont touchée et façonnée, sans savoir que ce serait pour elle. Il faut la laisser sécher maintenant.

C'est incroyable comme cette banale activité, le lavage du panier, lui a fait un bien fou. C'est comme si, quelque part au fond de son être, elle avait rencontré son grand-père. Comme si elle avait lavé le passé pour en arriver à aujourd'hui, à la relation qui naît entre elle et lui, cette relation qu'elle n'a jamais eue, qu'elle n'aura jamais en réalité, mais qui se construira quand même peu à peu, par la pensée.

Dorénavant, elle ne pourra plus l'oublier. Il existe, il fait partie d'elle, le sang qui vient de lui coule dans ses veines à elle. Ses songes l'emportent, elle essaie de revenir en arrière, réfléchit : les dates, les lieux ? La relation entre Léonie et lui ? Quel âge avait-il ? S'il était né en 1897 – comme le lui a dit Léonie –, en 1947 il en avait cinquante ; Martine, trois. Et Léonie ? Léonie était toute jeune ! Bizarre !

Quelques jours plus tard, protégé par un traitement fongicide et verni, le panier a retrouvé du lustre.

Tout est arrangé : un nouvel élément de décor dans son chez-elle.

Il faudra qu'elle invite Léonie. Après tout, c'est elle qui lui a offert ce panier. C'est bien normal qu'elle sache où il est, qu'elle imagine son cadeau dans la maison de sa protégée.

*

La voici levée de bonne heure aujourd'hui, mercredi 15 janvier. Elle doit aller travailler, elle a trente kilomètres à parcourir sur la route enneigée. Mais ce n'est pas ce qui la tracasse.

Alors qu'elle est en train de se préparer dans sa salle de bains, des pensées moroses l'animent : elle n'a pas connu sa famille maternelle.

Lire le journal de Victor, s'il existe encore, serait certainement un bon moyen d'y remédier. Va-t-elle finir par se lancer à la recherche des membres de sa famille ?

En cet instant, les préoccupations sont plus fortes que la journée qui l'attend. C'est bien que tout ça lui tient à cœur !

Inutile de se brosser les cheveux indéfiniment ! Depuis quelques minutes déjà, pourtant, le geste se répète machinalement. Elle pose la brosse près du lavabo.

Est-ce bien de fouiller le passé ? N'est-ce pas faire preuve de curiosité mal placée que de lire le journal de quelqu'un ?

Elle ne voit rien dans le miroir qui lui fait face.

Léonie le lui a pourtant suggéré... avant de changer d'avis et de tenter de la dissuader. « Ce n'est pas la peine », a-t-elle dit. Qu'est-ce qui se cache là-dessous ? Son amie a-t-elle honte de quelque chose ? A-t-elle enfoui quelque secret inavouable ? Un mystère pourrait-il, en se dévoilant, l'emmener sur des chemins qu'elle ne souhaite pas connaître ?

Et si ce Victor avait commis des actes répréhensibles...

Une crainte s'empare d'elle, l'étreint, la fait reculer :

Léonie elle-même a affirmé que le panier – c'est-à-dire, pas grand-chose – était important pour elle. « Vous savez, j'aimais beaucoup votre grand-père ». À coup sûr, ils sont liés par quelque chose, une relation peu ordinaire.

Il n'existe pas cinquante moyens de savoir. Il va falloir qu'elle se décide. Pour commencer, aller au hameau de Rochecombe où il a vécu. Maintenant qu'elle sait qu'il en était propriétaire, le lieu revêt une tout autre dimension. Elle l'appréhendera avec une attention particulière. C'est là, peut-être, qu'elle trouvera le journal. S'il n'a pas été détruit, c'est à elle qu'il revient. Elle est la seule descendante directe de son grand-père maternel, Victor Mercier.

C'est décidé, elle ira le week-end prochain au moulin, pour parler à Léonie.

*

La voici, le dimanche 19 janvier, elle a sonné et ouvert le portail. Elle parcourt le chemin d'accès à la maison en clamant :

— Ça fait plaisir de vous voir.

Léonie est déjà sur le pas de la porte, visage rayonnant, tablier de devant bien en place. Elle s'y essuie les mains.

Arrivée vers la propriétaire du lieu avant sa maîtresse, Ficelle, la petite chienne, reçoit une caresse.

— Je suis bien contente aussi. Qu'est-ce qui vous amène ?

— Votre cadeau, enfin, je veux dire le panier de mon grand-père. Depuis que je l'ai, je me pose bien des questions, vous savez !

Elles s'embrassent. Léonie arbore un sourire qui réchauffe le cœur.

— Je vous l'ai donné pour vous faire plaisir. Mais je me doutais bien que ça ne vous laisserait pas indifférente. Vous m'avez dit que vous aimeriez retrouver votre famille maternelle. Si vous êtes motivée pour cela, tant mieux.

— Vous n'avez pas toujours dit ça… vous avez même essayé, une fois, de me faire changer d'avis.

— Ce n'est pas facile de transmettre un objet qui a beaucoup compté dans notre vie. Vous savez, j'aimais beaucoup votre grand-père.

Martine ose :

— Vous l'aimiez beaucoup ? Ou vous l'aimiez… tout court ?

Le visage de Léonie s'empourpre.

— Venez, finissez d'entrer, je vais vous faire un thé.

— Je ne dis pas non. J'aurais ainsi la chance d'en apprendre un peu plus…

— Si vous voulez en savoir davantage sur lui, peut-être ma voisine pourrait vous dire des choses. Je sais que, quand il s'est trouvé seul au domaine, sa mère, je veux dire la mère de la Rouge, enfin, Madame Bonhomme, s'occupait de lui de temps en temps.

— S'occupait ? Qu'est-ce que vous voulez dire ?

— Il était veuf, il était seul, il avait besoin d'aide. Elle allait lui faire un peu de ménage, un peu de cuisine, je crois…

— Alors, elle l'a bien connu, forcément.

— Peut-être… je ne sais pas si elle y allait souvent, mais en tout cas elle l'a rencontré, c'est sûr.

— Vous aussi, vous l'avez rencontré, vous me l'avez dit ? Vous pouvez me parler de lui ?

— Je ne le voyais que quand nous gardions les vaches. C'est-à-dire, pas beaucoup...

— Si je comprends bien, ce n'est pas vous qui m'apprendrez plus de choses le concernant.

— Même si quelqu'un vous le racontait, ça ne vous servirait pas à grand-chose.

Le visage de Léonie demeure aussi rouge que le faitout en émail sur sa plaque de cuisson. Martine lui demande comment accéder au domaine de Rochecombe par la route, puis elles changent de sujet.

En sortant, Martine s'interroge : qu'est-ce qui peut mettre Léonie mal à l'aise à ce point ? Qu'est-ce qui peut engendrer tant de doute, tant de retournement ?

Au lieu de prendre sa voiture, elle se dirige à pied, sur la route, vers la maison de madame Bonhomme. Savoir si elle serait chez elle ? Savoir si elle pourrait lui livrer quelque information ?

Cette dernière vient justement de prendre le courrier dans la boîte aux lettres.

— Bonjour Martine.

— Bonjour, ça me fait plaisir de vous trouver chez vous. Je ne voudrais pas vous déranger. Je venais juste vous poser une ou deux questions, parce que j'ai l'intention de rechercher ma famille maternelle. Léonie m'a dit que vous pourriez peut-être me parler de mon grand-père.

— Je ne vais sans doute pas vous apprendre grand-chose, même si ma mère travaillait pour lui parfois, quand j'étais jeune. Je pense cependant que Léonie l'a bien connu. Elle ne vous en a rien dit ?

— Non. Quand je pose des questions, ça la met mal à l'aise.

— Possible. Il me semble me souvenir que, bien avant qu'elle se marie et qu'elle parte vivre à Saint Chély[1], il y avait eu toute une histoire... Les Mercier ne connaissaient pas bien les Lacroix, les parents de madame Gibert. Après cet épisode, ils n'avaient sans doute pas grande envie de se rencontrer. Mais je ne vous ai rien dit .. D'accord ? Je n'en sais pas plus.

— Vous parlez d'une « histoire », vous n'en savez pas plus ?

— Non, je crois qu'ils s'étaient fâchés, mais j'ignore la raison. Surtout, n'en parlez pas à Léonie...

— Je ne dirai rien, soyez tranquille. C'est bien dommage que vous ne puissiez m'en dire davantage. Ça m'aurait aidée sur la voie de la recherche, certainement.

— Vous savez où se trouve le domaine de Rochecombe, je suppose ?

— Oui. Je m'y suis promenée une fois, sans savoir que c'était la maison de mon grand-père. Et Léonie Gibert vient de m'expliquer comment y aller par la route. Vous auriez des informations concernant mes grands-parents ?

— Pas grand-chose... votre grand-mère avait été malade, je crois. Elle est morte très jeune, dans les années 30. Ou en 1935, peut-être. Dans ces eaux-là, en tout cas. Ils n'avaient eu qu'une fille.

— Ma mère. C'est pour ça que je n'ai ni oncle, ni tante. Ni aucun parent proche dans cette branche familiale.

— Votre grand-père est resté pendant plus de vingt ans. Après le décès de sa mère, la mienne allait l'aider de temps à autre.

— Vous savez la date de sa mort ?

— De votre grand-père ? Je dirais, à la fin des années 50, environ.

---

1 Exactement nommée « Saint-Chély-d'Apcher », cette commune de France est située au nord-ouest du département de la Lozère.

Rentrée chez elle, elle pose son regard sur le panier qui trône au milieu de la table du salon. Elle y a installé la potée que lui a offerte Annie, l'amie chez qui elle a réveillonné pour la Saint-Sylvestre. Les jacinthes aux couleurs magnifiques ont ouvert leurs fleurs. Mauves, blanches, roses. Au milieu de la pièce, elles sont du plus bel effet. Leurs clochettes se regroupent en une grosse grappe régulière autour de l'épaisse tige entourée de feuilles vert clair. Certes, cette floraison hivernale est une culture forcée, mais cela n'enlève pas la beauté de la plante. Le parfum merveilleux qui s'en dégage est presque entêtant. L'été, il faudra qu'elle pense à planter les bulbes avec ceux qu'elle a déjà mis les années précédentes au pied des deux érables. Au printemps, ils orneront agréablement, avec les pensées et les primevères, ce petit coin de son terrain.

Elle ne songerait pas à tout ça, sans le don de Victor à Léonie ! Peut-être ce goût pour la nature lui vient-il de lui ? Elle revoit, régulièrement, la scène au cours de laquelle son amie lui a légué le panier de son grand-père.

D'après Léonie, elle a déjà rencontré son aïeul étant petite, à la mort de sa maman : elle est venue avec un homme d'une trentaine d'années, annoncer à Victor la terrible nouvelle.

Si c'est vrai, qui était cet homme ? Pourquoi lui avait-on confié Martine pour une épreuve aussi terrible ? Pourquoi Léonie était-elle avec Victor à ce moment-là ?

La défunte, Jeanne, était le lien entre eux : la fille de Victor, la mère de Martine.

*

Quelques instants, elle n'a plus été consciente du lieu où elle se trouve. Elle tremble. Il neige fort. Une silhouette trapue sur le perron où elle se trouvait il y a seulement quelques secondes. Les bras s'appuient sur la rambarde.

L'homme n'a pas l'air menaçant. Elle ne peut répondre, sa folle respiration lui bloque la parole.

L'homme répète :

— Qui êtes-vous ? C'est surprenant de voir quelqu'un ici à une heure pareille. Qu'est-ce que vous voulez ?

— Je... Martine peine à reprendre son souffle. Je souhaite avoir des renseignements sur a personne qui vivait ici...

Elle n'a pas le temps de finir sa phrase.

— Personne n'habite plus ici depuis belle lurette. Le hameau est vide, abandonné.

— Je sais, j'étais venue m'y promener, il y a quelques mois. Mais j'ignorais alors, que quelque chose me lie à ce lieu... Vous m'avez fait une peur bleue !

— On n'a pas idée de s'aventurer ici en cette saison et à une heure aussi avancée. La nuit tombe tôt... Qui êtes-vous ?

— Je m'appelle Martine Desriols, j'habite à Chaudes-Aigues. Mon père y était médecin avant de prendre sa retraite.

Immédiatement, elle a l'impression qu'il s'adoucit :

— Je comprends... vous êtes la petite-fille de Victor Mercier. Je suis un peu de votre famille, si je puis dire. Je suis venu après mon travail pour récupérer des papiers. Je n'ai pas vu passer le temps. Je suis désolé si je vous ai fait peur. En même temps, je pense que vous l'avez bien cherché !

— Excusez-moi. Ça commence à aller mieux, mais je n'en pouvais plus. J'en tremble encore ; j'avais même de la peine à respirer.

— Montez jusqu'ici. Nous pouvons faire du feu et discuter un moment. Je vous dirai qui je suis et puis nous parlerons de nos familles. Enfin... si vous le voulez bien ! Je veux dire, si vous n'avez plus peur !

Martine hésite : cet homme est-il dangereux ? La route du retour va être difficile, la couche de neige s'épaissit. Tant pis.

— D'accord.

L'apaisement la gagne enfin. Mais quelle intensité dans les quelques minutes passées ! Quelle trouille !

Elle reprend l'escalier en sens inverse.

Une lampe électrique allumée est posée sur la table et l'homme, près de l'âtre, est en train de préparer le papier et le petit bois.

— Asseyez-vous au banc, moi je vais finir ça, histoire que l'on ait un peu de chaleur pour discuter. Sinon, on va mourir congelés ! Il fait un froid de canard, ce soir.

— Avec la neige et l'humidité, c'est encore pire... Je crois que je n'ai jamais eu une frousse pareille.

— Le feu va bien finir par prendre... Ça va aller mieux. J'espère que vous n'avez plus peur.

— ...

Il sourit.

— Ce doit être éprouvant, pour une femme, de se retrouver soudain seule face à un inconnu, dans une maison abandonnée au milieu de nulle part, la nuit en plein hiver.

En plus, il se moque d'elle. Quel drôle de type !

— Ne vous inquiétez pas, je ne suis pas un dangereux psychopathe !

— Vous êtes... bizarre. Je l'espère bien... Qu'est-ce qui fait que vous êtes ici ?

— En fait, cette maison était celle de votre grand-père, mais aussi, avant qu'elle se marie, celle de la deuxième femme du mien.

Martine fronce les sourcils.

— C'est bien compliqué, ce que vous me dîtes.

— Je vous explique : votre grand-père, Victor Mercier, avait une sœur, Joséphine.

— Je l'ignorais... En fait, je viens à la recherche de renseignements sur ma famille maternelle. Je ne sais rien d'elle, nous ne nous sommes jamais côtoyés, ma mère est morte quand j'avais trois ans.

— Eh bien alors, j'ai plein de choses à vous apprendre, rien que sur vos ascendants.

— En fait, le peu que je savais, c'est une amie, Léonie Gibert, qui me l'a appris. Vous la connaissez peut-être, elle habite près d'ici, au moulin de Rochecombe.

— Ici, nous sommes au Domaine de Rochecombe. Non, je ne vois pas qui c'est. Je sais qu'il existe, pas loin d'ici, un moulin de Rochecombe, mais je n'y suis jamais allé. Pour en revenir à notre famille, parce qu'en fait, c'est un peu la mienne aussi, mon grand-père avait épousé cette Joséphine Mercier en secondes noces.

— Attendez… si je comprends bien, votre grand-père était le mari… de ma grand-tante ?

— C'est bien ça. Il n'y a pas de liens du sang entre nous, mais nous sommes presque un peu… cousins, quand même.

— Si on m'avait dit que je rencontrerais un pseudo-cousin dans des circonstances pareilles, je ne l'aurais jamais cru.

— Voyez, tout est possible ! Même au domaine de Rochecombe alors que personne n'y habite depuis bien des années… Pour finir de faire connaissance, je vous en dis un peu plus. Je m'appelle Pascal Lamarque. Mon grand-père s'appelait Antoine Guiraud. Il était veuf avec trois enfants en bas âge. Quand elle avait dix-sept ou dix-huit ans, votre grand-tante allait chez lui s'occuper d'eux et de la maison. Comme on dit dans les contes de fées, ce qui devait arriver arriva : ils finirent par se marier… et ils eurent deux enfants ensemble. Moi je suis issu du premier mariage : ma mère était la cadette du premier lit.

— En fait Joséphine, la sœur de mon grand-père, a gardé votre maman quand elle était petite, c'est ça ?

— Oui, elle l'a élevée, en quelque sorte, ainsi que ses frères. Comme ma vraie grand-mère n'était plus de ce monde, elle a un peu tenu ce rôle. Pas seulement parce qu'il lui arrivait de s'occuper de nous, les cinq enfants, mais aussi dans mon cœur. Je l'ai beaucoup aimée[2].

---

2 Retrouvez les tableaux généalogiques d'Antoine Guiraud et Victor Mercier page 275 et 276.

Chapitre 2
VICTOR

1917
Le retour

Il faisait nuit. Le hameau avait été enseveli sous la calotte précocement obscure des soirs de novembre. Au-dehors, le vent apportait le froid annonciateur de gel. Les neiges imposeraient bientôt et pour longtemps, plusieurs mois sans doute, l'abandon des travaux champêtres.

Aux sept coups de l'horloge, le chef de famille s'était attablé. La cinquantaine, l'œil maintenant moins vif, le visage sombre, aux portes de la vieillesse. Il se taisait.

Sa femme avait posé devant lui, sur le dessous-de-plat métallique, la soupière de faïence écrue, décorée de rougeâtres motifs floraux, noircie par le temps et les chocs. Elle s'était assise au banc, elle aussi.

Leur fille, jolie jeune femme de dix-sept ans, cheveux séparés en deux nattes relevées sur l'avant, était occupée à la pierre d'évier au fond de la pièce, sous la petite fenêtre. D'ici quelques minutes, elle rejoindrait ses parents pour le souper.

Il y eut soudain un coup à la porte. Qui pouvait bien venir en cette saison à une heure pareille ?

Ils n'eurent pas le temps de s'interroger : le battant s'était ouvert brusquement. Un homme se tenait là, muet, le visage grave, les yeux habités d'inquiétude et de détresse.

La femme sursauta et se précipita la première. Un instant cependant, un mouvement de recul la retint et puis elle fonça vers lui.

— Victor ! Mon petit, mon petit !

Elle l'embrassait, passant dans sa tête en quelques secondes, avec son cœur plus gros que la terre, plus triste que le monde, l'avenir qui attendait celui qui revenait du front.

Car il était gravement blessé.

À l'aplomb de ses deux aisselles descendaient les béquilles dont il ne pourrait sans doute jamais se défaire. La main gauche portait le gant de cuir du malheur.

— Viens, mon fils, rentre. Viens !

Il avança comme il le put, comme il le faisait probablement depuis que l'hôpital militaire l'avait autorisé à quitter le lit. En cette seconde, chacun sut que, désormais, ce serait sa façon de se déplacer : avec un appui artificiel car, de pied gauche, il n'en avait plus. Son pantalon était coupé au bas de la cuisse et serré autour d'un bâton de bois qui descendait jusqu'au sol.

Déjà le fils approchait de la table. Sa mère ferma la porte et resta un instant derrière lui, le visage défait, les yeux horrifiés, la main devant la bouche. Sa tête brinquebalait de droite à gauche, ce qui ne pouvait échapper à son mari.

Lui était demeuré silencieux, tentant de ne rien laisser paraître. Puis il s'adressa à l'arrivant :

— Viens t'asseoir, fils. C'est l'heure de manger.

Il imaginait ce que serait dorénavant la vie à la ferme : insupportable, inhumaine. Comment accepter ce que le sort leur soumettait ?

— Eh bien, fille, ne reste pas là-bas plantée à ne rien faire ! Tu vois bien que ton frère est revenu, il doit avoir faim aussi. Mets-lui donc une assiette.

Joséphine obéit, pendant que Madeleine aidait l'arrivant à enlever son manteau. Elle poussa le banc et fit de la place pour une chaise ; quelques secondes plus tard, avec difficulté, le jeune homme s'asseyait face à son père.

Tous les quatre étaient silencieux. Victor, bien que sachant les préoccupations des autres, prenait plaisir à ce retour dans cette pièce où il avait grandi. Il appréciait de retrouver la table familiale, le feu dans la cheminée, l'odeur chaleureuse de la soupe, tout ce qui composait son nid douillet, tout ce qu'il n'avait pas eu au cours des longs mois passés au loin. Chacun s'affairait avec ses couverts.

Madeleine Mercier prit la parole :

— Nous allons aller nous coucher. Tu dois être fatigué, mon gars. Je vais te faire le lit dans la chambre de ta sœur. Toi, Joséphine, tu dormiras en haut. Vous allez échanger vos chambres, ce sera plus…

Ce dernier l'interrompit :

— Non, je peux monter l'escalier. Je garde ma chambre. Quand je suis parti, c'était là-haut, mon chez-moi. À mon retour, je veux que ce soit pareil ; je veux retrouver mon espace à moi, pas celui de quelqu'un d'autre.

— Je vais monter tes affaires, alors.

*

Dans la nuit, à la lumière blafarde d'une chandelle, Victor grimpa les escaliers, suivi de sa mère qui portait ses affaires. Elle attendait patiemment derrière lui, le regardant positionner les béquilles, prendre appui sur le bois de sa jambe et sur ses bras pour pouvoir monter une marche après l'autre. Lentement, mais sûrement. Sans se plaindre une seule seconde.

Une fois sur le palier, il maintint ses deux appuis artificiels contre son corps avec la main recouverte du gant de cuir, afin de pouvoir tourner la poignée de l'autre. Aussitôt, une odeur de renfermé parvint à ses narines. En pénétrant dans ce lieu abandonné depuis des mois, sa mère fut traversée d'un frisson. Elle posa la chandelle sur la commode, qui faisait face à la fenêtre.

— Je redescends te chercher une brique…

Déjà le pas s'éloignait dans l'obscurité de l'escalier. Victor eut juste le temps d'entendre :

— … sinon, tu vas attraper la mort, dans un froid pareil.

Mais la mort, il l'avait déjà, sinon dans le corps, au moins dans l'âme. Et il avait eu le temps de s'habituer à la froidure, là-haut, dans l'hiver du nord de la France.

À son retour, la femme ouvrit le lit qu'elle avait refait peu de temps auparavant dans l'espoir d'une permission, et y installa la brique, qui avait passé la journée dans le four de la cuisinière et qu'elle venait d'envelopper d'un vieux journal.

— Je vais t'aider à défaire et à ranger tes affaires.

— Non.

— Tu ne vas pas laisser ça comme ça, sur la chaise ?

— Pourquoi pas ? Ça ne me dérange pas. Ce qu'il y a dedans, je ne veux pas le voir, je ne veux plus entendre parler de tout ça, de cette horreur. Ne t'occupe pas de ça, laisse-le fermé.

— Bon… si tu le dis.

— Oui… je le dis. Et je le pense.

Il essaya de radoucir sa voix avant de rajouter :

— Maintenant, descends… Maman… s'il te plaît.

— Bonne nuit, alors.

— Bonne nuit.

Une envie de le prendre dans ses bras enserra un instant Madeleine Mercier. Mais ce n'était peut-être pas le bon moment... Elle quitta la chambre, consciente que les réponses de son fils avaient été empreintes de colère. Il était déterminé. Même si vivre près du grenier n'était pas facile, il ne voudrait probablement jamais intégrer la chambre de sa sœur. Sans en appréhender encore toutes les conséquences, elle savait que la guerre l'avait anéanti.

Les heures nocturnes l'emportèrent, avec ses émotions lourdes, dans des cauchemars. Son repos quotidien serait-il dorénavant toujours entrecoupé d'insomnies, de questionnement, de terreur ?

Victor se retrouva avec lui-même. Cet espace l'avait vu grandir dans le bonheur, dans l'enthousiasme de la jeunesse, dans la force et l'intégrité du corps. Il faudrait maintenant appréhender les lieux de manière différente. Les soirs, dans la lumière fade de la chandelle, il serait dorénavant accompagné de sa détresse. Cette pièce serait son unique et minuscule univers.

Il avait maintenant l'habitude de l'attirail dont il devait se débarrasser pour dormir. Il éteignit la chandelle, entra dans le lit, poussa la brique. C'était douillet. Surtout à l'endroit de la brique. Peu à peu, il la déplaça sur la couche pour pouvoir se réchauffer le corps tout entier. Il y avait bien longtemps qu'il ne s'était pas trouvé dans une ambiance si confortable, si agréable. Avec un édredon qui lui tiendrait chaud, dans une pièce fermée et à lui. Au calme.

Chaque instant qui avait précédé le coucher depuis son arrivée lui revint en mémoire, avec les visages, d'abord heureux et ébahis, puis voilés de tristesse, de ses proches. Il était épuisé pourtant, mais ne parvenait pas à libérer son esprit.

Sur les champs de bataille, ça avait été difficile de dormir dans les châlits superposés, faits de bois et de mauvaises paillasses dont il avait dû vaincre la dureté. Il entendait autour de lui parfois gémir un soldat blessé, pleurer un autre trop apeuré, ronfler un autre encore. Et pourtant, il s'y était habitué. Ici, c'était bien différent, trop doux mais inconfortable : un comble !

Il eut bien de la peine à s'endormir : ce lit était trop mou, trop moelleux et souple. Trop agréable. Il lui fallait vaincre la douceur qui, désormais, s'ajoutait à son désespoir.

Le sommeil fut partiel et grandement entrecoupé de moments de réflexion et de sinistres pensées. Lorsqu'ils pouvaient se coucher, là-haut, c'était qu'aucun combat n'était annoncé. Parce que sinon, il fallait partir, grimper à l'ennemi et foncer, toujours foncer. Un moment, il se réveilla au bruit des canons et des mitraillettes. Il avait rêvé et s'était revu dans les tranchées. Quel cauchemar !

Lorsqu'il se réveilla, il était déjà tard dans la matinée : il faisait grand jour. De son lit, par l'unique ouverture dont les rideaux étaient restés ouverts, il ne voyait que les couleurs blêmes de la saison : le ciel morne et gris ; les arbres complètement dépouillés et morts, symbole d'une vie désactivée, inexistante. Dans le silence qui habillait la nature en cet endroit autrefois magique qui était son chez-lui, flottait comme une sorte de fadeur. Tout s'était enveloppé d'un feutre immatériel et illusoire ; tout s'était imprégné de discrétion mélancolique.

Au-delà du hameau, loin des habitations, un chien, perdu sans doute quelque part au fond des bois, se mit à hurler. Cette lamentation fit naître dans son esprit une réminiscence de cris d'horreur et il eut l'impression d'entendre sa propre plainte.

Même si son odorat s'y était un peu habitué, il avait conscience que l'odeur sentie la veille au soir en retrouvant sa chambre envahissait toujours la pièce. Un remugle très différent des effluves agréables qu'il avait laissés en partant au front. Mais en même temps, il l'appréciait, puisqu'il représentait son retour dans le cocon familial et un confort certain retrouvé.

Son regard se posa tour à tour sur les parois qui composaient la pièce : le plafond bas et terne. Les murs nus recouverts d'une vieille peinture, par endroits blanchâtre et triste, à d'autres, d'un gris sale et la fenêtre qui donnait, ce matin, sur un horizon bien morne reflétant totalement celui qui s'annonçait.

Dans l'état où il se trouvait, que pouvait-il faire sinon attendre que le temps passe ? Il avait été un jouet du front, un pantin de l'existence, dévoué à la cause nationale et aux décideurs de guerre.

Qu'avait-il fait là-bas, sinon se lancer dans des combats de trouille, de bruits infernaux et de tueries immondes ? Qu'avait-il fait, sinon devenir ce qu'il était aujourd'hui, un mutilé, un amputé ? Juste un reste de boucherie, une brisure de vie.

Avec sa famille, il partagerait les repas et quelques discussions. Mais qu'est-ce qui l'attendait à part ça ? S'accommoder de l'enfermement de sa chambre ? Ce serait un bien petit espace pour le restant de ses jours. C'était à mille lieues de l'ouverture vers le monde dont il avait parfois senti l'appel avant cette foutue guerre. L'ennui était ce qui le guettait à tout jamais : ne pas avoir d'amis, ne rencontrer personne.

Il se leva, posa son regard sur les objets. Leur couleur n'avait pas changé, pourtant tout lui semblait nouveau et terne. Mélancolique, il voulut cependant se réapproprier le lieu et décida d'en faire le tour. Peu à peu, lentement, avec l'aide de ses béquilles, dont il essayait de faire en sorte qu'elles restent furtives – pour ne pas rappeler à toute la maisonnée qu'il avait ramené le malheur –, il sonda son espace de vie. Il éprouvait le besoin de poser la main sur chacun des meubles : la table de chevet, un regard sur la porte qui donnait à la soupente ; la commode qu'il faudrait agrémenter de choses familières, s'il restait fermé ici ; son armoire que son grand-père Félicien lui avait fabriquée et qui avait donc une valeur particulière : la corniche, les portes de noyer ; enfin la chaise sur laquelle se trouvait son paquet d'affaires, tel que sa mère l'avait laissé la veille et qu'il voulait oublier au moins pour un temps.

À l'intérieur, se trouvait un bien précieux. Mais il voulait attendre un moment plus favorable pour l'ouvrir : c'était un ami véritable, Aimé Thivier, qui le lui avait donné. Il éprouvait un grand respect pour cet homme qu'il avait connu au front et retrouvé à l'hôpital militaire. Un exemple, un être exceptionnel d'amour et de bienveillance qui l'avait beaucoup soutenu. Pendant la rééducation, encouragé par les nombreux courriers de sa femme, Aimé Thivier semblait oublier la guerre et gardait bon moral malgré ses terribles blessures. Il savait se libérer la tête pour s'ouvrir à autre chose. À présent, il avait dû retrouver sa tendre épouse et leurs enfants, aussi.

Et lui, Victor, quel avenir l'attendait ? Aurait-il une famille un jour ? Qu'allait-il advenir de sa fiancée ? Augustine ne pouvait pas vivre avec un estropié.

Il avait reconquis le seul univers qui lui serait dorénavant donné de connaître, en le parcourant pour la première fois avec ses béquilles. Plein de découragement, il se rallongea. Couché là, dans l'inaction maintenant devenue obligatoire, il laissa voguer sa pensée. Il n'avait rien d'autre à faire.

*

Comme à l'accoutumée, son père, Gustave Mercier, s'était levé à six heures. Dans la salle, il s'était remis en route pour un jour de labeur en tentant d'avaler sa détresse ressassée une longue partie de la nuit. Cette ingrate de vie avait dévoré l'avenir de leur fils. Quel serait le futur du garçon ? Le ventre noué, la mâchoire serrée, il était parti traire les vaches avant de nettoyer l'étable.

À la même heure, Joséphine se préparait pour une heure de marche : elle travaillait chez monsieur Guiraud qui se trouvait veuf avec trois gosses et ne pouvait tout faire tout seul.

À dix heures, Madeleine s'affairait depuis longtemps dans le silence brisé par le tic-tac de la pendule, le cœur lourd, la vie en larmes.

Victor n'était pas reparu.

À l'heure du casse-croûte, le père de famille ouvrit la porte.

— Tu es seule ?

— Oui, tu vois…

— Il n'est pas réveillé ?

— Je ne sais pas. En tout cas, il n'a pas bougé. Je n'ai rien entendu, là-haut !

— Il ne va tout de même pas passer ses journées dans la chambre !

— Il va bien finir par descendre. Les escaliers, c'est peut-être difficile pour lui. Si ça se trouve, il attend que nous l'aidions.

— Penses-tu ! Il y arrivera bien. Il a bien fallu qu'il se débrouille pour le retour. Là-bas, ils ont dû vérifier qu'il pouvait être indépendant.

C'était encore plus dur de ne pas pouvoir l'aider ! Inconcevable que son mari ne fasse rien paraître !

— Mais, s'il reste là-haut, qu'est-ce que tu crois qu'il faut faire ?

— Je ne sais pas ! Quelle vie de merde ! Sacré nom de Dieu !

— Ne blasphème pas, je te prie ! Dieu n'a rien à voir là-dedans…

— Tu me pries, tu me pries ! Ton Dieu n'existe pas. Ne m'en parle plus, tu entends ? Il n'existe pas, sinon, il ne nous imposerait pas une chose pareille.

Le silence se fit, chacun réfléchissait.

Après quelques instants, il ajouta :

— Eh bien, s'il ne descend pas, il faudra que nous allions le chercher : il ne va pas vivre tout le temps dans sa chambre !

— Toi, tu iras. Toi, il t'écoutera.

À midi, Victor était encore enfermé dans la sécurité de la pièce qu'il avait occupée, depuis l'enfance, près du grenier. Son père monta l'escalier, frappa et entra sans attendre. Il le trouva habillé et prêt, assis sur le lit, les doigts de cuir à leur place, les deux béquilles appuyées sur l'édredon descendant à l'oblique du matelas de chaque côté du garçon.

— Bonjour !

— Bonjour, tu ne viens pas ?

— À quoi bon ? Qu'est-ce que je vais faire ?

— Tu vas bien finir par t'organiser... Tu verras, tu trouveras des possibilités.

Le jeune eut un soupir de dépit accompagné d'un mouvement de la tête.

— Tu parles, c'est facile à dire. C'est foutu ! Toi-même tu me dis ça, mais tu n'y crois pas. Tu ne peux pas y croire parce que c'est impossible. Je ne suis plus rien, une loque, un pauvre con que la mort n'a pas voulu, qui va rester estropié et ne pourra rien faire de sa vie...

— Ne dis pas ça ! Bien d'autres...

L'homme n'eut pas le temps de finir sa phrase :

— Qui sont comme moi ? Oh oui, des milliers et des milliers. C'est inimaginable, tous ceux qui sont blessés, mutilés pour toujours, défigurés ! Pour eux, comme pour moi, rien ne sera jamais plus comme avant. Tu entends !

L'emportement était à son comble, exprimant le refus de toute l'horreur vécue, la haine de ce qui avait conduit à la situation présente. Un découragement total et le rejet de ce qui l'attendait. Il criait, il était fou.

— Je ne suis rien, tu entends ! Ce n'est pas parce que nous sommes nombreux à être ainsi foutus pour toujours que je vais accepter ça sans rien dire ! Les autres, je m'en fous, tu entends, je m'en fous de ce qu'ils vivent ! Ce n'est pas que je ne les plains pas. Mais c'est mon sort qui m'intéresse tout de suite, pas celui des autres !

Le père tenta d'argumenter :

— Pour certains, c'est encore pire. Ils resteront toujours couchés, ils ne pourront jamais sortir...

— Je m'en fous, je te dis... De toute façon même si je peux sortir, moi, je n'en ai pas la force. Et surtout pas l'envie ! Tu crois que je vais me montrer comme ça ? Où veux-tu que j'aille ? Et comment je pourrais, d'ailleurs ?

— Tu vas bien descendre, tout de même, c'est l'heure de manger.

— À quoi bon ? Vaudrait mieux me laisser crever.

— Victor, tu ne peux pas dire ça. Tu es ici, auprès de nous ; tant de parents ne voient plus, ne reverront jamais plus leur fils.

Un instant de silence. Les larmes retenues au bord des yeux. Le cœur qui parle.

— ...

Le père avait trouvé les mots. Le fils se décida :

— D'accord, je viens... Je vais venir. Laisse-moi quelques minutes.

— Tu veux que je t'aide ?

— Non. J'arrive !

Pendant que son fils retrouvait ses terrifiantes pensées, l'homme reprit l'escalier, envahi de dépit.

Cette ignoble guerre avait enseveli des milliers d'hommes, là-haut dans la boue et le fracas des obus. Elle avait fait sauter comme des crêpes les corps qu'elle avait blessés puis oubliés, sanguinolents sur le sol défoncé, elle avait entendu les soldats mutilés hurler leur douleur.

C'était ce qu'avait vécu leur unique garçon qui était de retour et ne pourrait probablement jamais faire vraiment quelque chose de sa vie. Victor disait vrai : cette épouvantable réalité imposait l'inacceptable. Et Madeleine allait sans doute finir, un moment ou l'autre, par laisser aller ses pleurs en sa présence ! La souffrance atteignait la famille entière, pas seulement leur gars. C'était lui qui souffrait le plus. Lui portait les blessures physiques qui causaient les douleurs morales de tous. Et sa fille, comment vivait-elle cela ? Comment allait-elle accepter ce sort implacable qui s'abattait sur son frère ?

Quelques instants après, dans la salle silencieuse et obscure où un feu couvait dans l'âtre, ils entendirent la descente laborieuse : les béquilles se positionnant sur une marche, suivies par la jambe de bois. Puis le pied solitaire se posant ensuite avec fracas.

Et le tic-tac invariable de la pendule.

Après le repas, lourd de détresse, le jeune reprit l'escalier en sens inverse pour garder la chambre tout l'après-midi. Le lendemain se passa de même et les jours suivants aussi : il descendait manger, s'enfermait le reste du temps. Au-dessus de la maisonnée, régnait une chape de plomb : les non-dits, la douleur retenue, l'inabordable gardé secret dans les gorges serrées, nouées.

*

Quelques jours plus tard, après avoir cassé des noix à la veillée, ils gagnèrent leur chambre. Laissant les pressions s'estomper, dans le relâchement préparatoire au coucher, Madeleine Mercier donnait libre cours à sa détresse. Ses lèvres tremblaient :

— Qu'est-ce qu'on va faire, dis ?

— Ah ! Ne me pose pas toutes ces questions idiotes et ne te mets pas dans des états pareils, ça sert à rien et ça m'énerve !

Elle s'essuya les yeux de son mouchoir de coton.

— Je sais bien que c'est inutile, mais ça me fait du bien de pleurer ! Qu'est-ce qu'on va devenir ?

— Qu'est-ce que tu crois qu'on va devenir ? On va rien devenir de plus, nous ! C'est lui qui est touché, pas nous. Alors, cesse de gémir.

— Mon Dieu !

— Ne prononce pas ces deux mots, ils me mettent encore hors de moi. Tu sais que dans notre cas, ils sont vains. Dieu, s'il existe, n'est ni un ami ni un protecteur. C'est notre ennemi, c'est mon plus grand ennemi !

— Ne dis pas ça…

Sans vouloir l'exprimer à voix haute, comme si elle se parlait à elle-même, elle ajouta :

— Qu'est-ce qu'on va faire, mon Dieu ?

— Arrête !

Les sanglots redoublèrent, le poussant jusqu'à l'exaspération.

— Mais arrête ! hurla-t-il dans un accès de fureur.

Une pantoufle vola jusqu'au plafond, le cogna d'un bruit sourd et s'abattit sur l'édredon.

Conscient de la brutalité de ses paroles et de son geste, il se radoucit et répéta :

— Arrête cette comédie ou je crois que je ne vais pas pouvoir longtemps contenir ma colère ! Viens te coucher et surtout, tais-toi.

Il devenait violent, il la menaçait. Jamais il ne lui avait manifesté une telle méchanceté.

Désemparée, elle n'opposa aucune réponse et s'exécuta.

Le silence lourd envahit de nouveau la pièce. Ce déchaînement n'était pas contre elle, c'était le refus de la situation, c'était de la détresse ; simplement, il ne l'exprimait pas comme elle !

Un homme, ça ne pleure pas !

Devrait-elle, en plus, supporter ça ?

Chapitre 3
VICTOR

Premier semestre 1918
Mésententes ?

L'arrivée de janvier n'avait aucunement modifié les pesanteurs qui s'étaient abattues sur la famille. Cela faisait pourtant deux mois, maintenant, que Victor était revenu.

C'était la saison de l'enfermement et de la promiscuité. Le temps d'hiver avait jeté une immense cape sur le sol gelé. Toute vie semblait éteinte. Partout, la neige et la nature transie. C'était à la fois ouaté et doux, ça effaçait tout bruit.

Cependant, dans cette pureté silencieuse, se cachaient aussi le froid et de nombreuses incertitudes.

Et pour Madeleine maintenant, la peur ! Une appréhension s'était installée. Elle détestait sentir la maisonnée si triste et appesantie par le manque de communication.

En cette journée bien morne, elle sortit, reçut la morsure du froid sur ses doigts, traversa la cour pour se rendre au puits. Elle tourna la manivelle pour y descendre et remplir son seau. Puis elle le remonta. C'était dur ! Il fallait bander les muscles des bras, donner de la force.

De la force, elle en manquait terriblement depuis le retour de son Victor. Elle avait perdu sa vigueur, sa hardiesse, sa vivacité. Qui pouvait l'aider ?

C'est auprès de Gustave qu'elle eut envie d'aller chercher du réconfort. Il était occupé dans l'étable à nettoyer ses outils. Il fallait qu'elle lui parle : ils trouveraient peut-être ensemble une solution pour aider leur fils à accepter le sort.

Posant le seau près de la porte d'entrée, elle fit quelques pas, pénétra sans bruit dans la pénombre. Assis sur une marche de l'échelle d'accès au grenier, son mari semblait plongé dans une réflexion douloureuse. Elle l'observa quelques instants. De la main droite, il tenait le manche de la massue posée sur sa cuisse. Le bras gauche replié, coude appuyé sur l'autre jambe, le menton dans la main.

Comme surpris par quelque chose, il se tourna soudain.

— Tu es là ?

— Oui. J'étais allée remplir le seau et je suis venue te parler.

— Me parler ? Me parler de quoi ?

— Tu le sais bien, de quoi je veux parler : probablement de ce à quoi tes pensées étaient absorbées tout de suite.

— Ah ! Parce que tu le sais, toi, peut-être, à quoi je pense ! Tu lis dans ma tête, maintenant !

L'emportement, l'ironie et la méchanceté la poignardèrent.

— Non, je ne lis pas dans ta tête, mais forcément je sais ce qui te préoccupe, tu le comprends bien !

— Non, je ne comprends pas. Il n'y a rien qui me préoccupe comme tu dis. Va-t'en, ne viens plus m'importuner avec tes jérémiades !

— Mais enfin, Gustave, tu vas bien être obligé de voir les choses en face.

— Les choses ! Quelles choses ? Que notre fils est revenu estropié de la guerre ? Supporter le sort qui s'abat sur nous et qui a sapé sa vie, notre vie ? C'est ça que tu veux ?

Il s'était levé, jetant brutalement la massue au sol. Maintenant, comme un fou, il laissait tout ce qui lui passait par la tête déchirer ses entrailles.

— Arrête de venir me parler de ça, de ressasser toujours la même chose. Chaque fois que tu ouvres la bouche, c'est pour mettre ce sujet sur le tapis. Tu ne crois pas que ça suffit de voir Victor, et qu'il n'y a pas besoin d'en parler ?

— Ça peut faire du bien, d'en parler… à toi, comme à moi.

— Tais-toi, je t'ai dit !

Malgré ses rugissements, sa femme s'approcha :

— Mais enfin, Gustave !

— Quoi ? Tais-toi, m'emmerde plus avec tes questions et tes paroles inutiles ! C'est ça que tu veux ? Tiens !

Dépitée, le claquement encore présent dans les oreilles, se frottant la joue, elle sortit sans dire un mot.

Trop tard ! Elle était partie. Il avait juste eu le temps d'apercevoir du mépris et de la révolte sur le visage de celle qu'il aimait pourtant profondément.

À midi, la faim au ventre, il monta à la maison. Le feu s'éteignait. Personne dans la pièce. Il appela :

— Madeleine ?

Quelques instants avant de héler encore :

— Madeleine ?

Pas de réponse !

Il se hasarda :

— Victor ?

Le jeune homme ne parut pas plus que sa mère !

Honteux, Gustave Mercier avala deux morceaux de pain avec du lard, but deux canons de rouge et repartit vaquer à ses occupations.

*

C'était un jour de grisaille comme l'hiver en produit souvent. Un jour de froid et de brouillard, un jour d'amertume, ajouté aux jours d'amertume. Un jour à rester au chaud. Le ciel était bien bas, uniforme dans sa tristesse, une chape accablante identique à toutes celles que le jeune homme avait formées dans sa tête. Comme la veille, l'avant-veille, et quotidiennement depuis son retour, Victor était couché, inactif, soumis à ses sombres pensées : ne pas sortir, s'habituer à cet enfermement, à la solitude, au silence et à l'ennui. Ce n'était pas extravagant, comme avenir, mais ça avait au moins un côté tranquillisant : ici, personne ne verrait le piètre garçon qu'il était devenu. Ici, il ne serait soumis à aucun jugement, à aucune pitié.

La pitié, c'est ce qui lui faisait le plus horreur !

Il entendit, en bas, sa mère qui attisait le feu. Forcément elle était triste, elle aussi, de le voir comme ça : il n'était pas le seul à souffrir. Toute la famille souffrait. Tous éprouvaient du chagrin par sa faute et rien ne pourrait améliorer sa situation.

Bien sûr, avant de rentrer, il avait eu de la rééducation ! Ça avait été éprouvant, synonyme de réel tourment, mais ça n'avait rien changé. Ça ne lui avait pas rendu les morceaux de son corps qui avaient disparu et qui, pourtant, lui causaient encore, de façon récurrente, des douleurs insoutenables.

Parfois il avait l'impression que ses doigts étaient toujours là, plein de fourmillements. À d'autres moments, c'était des picotements. Ou même, il avait la sensation que quelqu'un appuyait fortement dessus. Et pourtant on les lui avait coupés, il en gardait encore d'ailleurs le souvenir quasi intact. Mais le pire, c'était la jambe qui lui faisait un mal de chien. C'était souvent comme si on était en train de l'écraser au niveau de la cuisse, à l'endroit même où elle avait été amputée. D'autres fois, sa tête tout entière, sa réflexion, sa pensée, son intelligence, cherchait ce morceau de jambe qui n'était plus. Peut-être que bien longtemps plus tard, quand il aurait accepté cette nouvelle situation du plus profond de ses émotions, quand il aurait apprivoisé son nouveau corps, peut-être tout cela disparaîtrait-il ? On lui avait fourni une jambe de bois, on lui avait appris à faire des mouvements pour s'en sortir, pour vivre le plus normalement possible. Mais à quoi bon ? À quoi bon faire comme on le lui avait enseigné pendant la rééducation, puisqu'il ne verrait personne ? Il avait trop peur du regard de ses copains, d'Augustine, et de tous les autres. Rester enfermé, ne pas se montrer dans cet état signifiait ne pas avoir de vie. Être toujours une bouche à nourrir, une charge pour ses parents, le lourd fardeau de la famille.

Il s'éveilla, inconfortable, sur le côté où il ne dormait jamais, les jambes – ce qu'il en restait – en arrière. Désarticulé presque, comme les corps inertes sur les champs de bataille.

L'édredon obstruait une partie de la fenêtre, le traversin était par terre. Il avait longé la tranchée de la Somme, rampé au cœur de terribles assauts, revu la voiture radio devant l'hôpital, insulté le médecin qui l'avait opéré.

Et retrouvé Aimé Thivier.

C'était même peut-être ce qui l'avait tiré de son sommeil.

Car il avait revu cet homme. En réalité. Il l'avait retrouvé à l'Hôpital militaire 5 bis de Saint-Maurice, après la bataille qui lui avait coûté une jambe, à lui aussi. Le docteur Faidherbe[3] les avait soignés, l'un et l'autre.

Se connaissant déjà, égaux par leurs blessures, ils avaient sympathisé et avaient eu le temps de s'apprécier,

---

3 Je n'ai pas trouvé de lien direct de parenté avec Louis Léon César Faydherbe (1818–1889), qui a été gouverneur du Sénégal.

de forger des sentiments mutuels au-delà du rang, au-delà de la camaraderie. Ils avaient fait leur rééducation d'amputés ensemble. Au début, malgré sa propre détresse, Aimé Thivier l'avait encouragé. Puis, ayant commencé avant Victor, il était rentré chez lui avant novembre. Ils avaient des souvenirs communs : l'amitié, mais aussi les efforts, la souffrance.

Comme lui, cet ami avait eu à endurer plus que l'amputation d'une jambe. Comme lui, il devrait supporter les séquelles toute sa vie. Il avait reçu un morceau de ferraille dans un œil, et s'en trouvait borgne. Une chance qu'il n'ait pas été défiguré comme tant d'autres, ça avait permis à Victor de le reconnaître.

Victor se rappellerait toujours cet homme extraordinaire : l'abnégation, la bienveillance envers ses troupes, la vaillance durant les affrontements, la détermination devant l'effort, malgré les douleurs.

Il quitta le lit pour aller jusqu'à la chaise, plongea la main valide dans sa besace et sortit la photo d'Aimé Thivier. Il la regarda longuement avant de la ranger dans le tiroir de sa table de chevet.

*

Au jour levé, Gustave Mercier avait emporté quelques outils et s'était rendu, de l'autre côté du Grandchamp, non loin du moulin de Rochecombe, dans le but de débroussailler la haie. Il avait beau s'occuper, il était envahi de bien tristes préoccupations.

Cette blessure de leur fils les avait tous anéantis. Lui comme les autres. Il était bien obligé de le reconnaître.

Pourquoi refusait-il toute question que Madeleine lui posait ? Pourquoi ressentait-il cette espèce de crainte qui s'imposait à lui à chaque fois qu'elle venait le voir ?

Forcément, elle aussi, dans son attachement pour son petit, s'insurgeait contre cette malchance ! Elle aussi était profondément attristée par la situation de leur Victor ! Elle aussi avait besoin de se vider la tête et le cœur ! Bien sûr, c'était du réconfort qu'elle venait chercher auprès de lui. Pourquoi n'acceptait-il pas de parler avec elle ?

Il y avait plus de vingt ans qu'ils étaient ensemble, ils avaient eu la chance de s'être mariés en éprouvant l'un pour l'autre de réels sentiments. Ils s'aimaient, assurément, profondément, follement. Pourtant, il avait levé la main sur elle. Jusqu'à présent, ils avaient eu, comme tous les couples sans doute, quelques disputes, quelques différends, mais ça en était resté à des cris et de l'irritabilité. À cause de cette terrible guerre, il était allé trop loin. Il avait agi dans un accès de folie.

À la révolte sourde qui grondait en lui, venait s'ajouter la tristesse d'avoir osé son geste épouvantable. La hargne contre lui-même agitait son esprit devenu fou.

Comment avait-il pu en arriver là ?

Ce que vivait toute la famille était pour beaucoup dans cette ambiance pesante que la maisonnée n'avait jamais connue auparavant. N'importe qui se serait rebellé, face aux événements qui avaient bousillé la vie de leur fils. Mais la fureur contre le sort aurait dû suffire. Il avait agi comme s'il n'était plus lui-même. Il ne se reconnaissait plus. Comment se racheter auprès de Madeleine ?

C'était la faute de ceux qui avaient décidé un jour qu'il faudrait partir au front. C'était injuste, inacceptable.

Depuis plus de deux mois, leur fils était revenu mutilé et nul ne savait ce qu'il s'était passé exactement. C'était un sujet que personne n'osait aborder : comment cela s'était-il réellement produit ?

Même après avoir laissé passer le temps, comment pourraient-ils trouver les mots qui réconfortent, puisqu'il n'y avait aucun espoir ? Victor ne pourrait retrouver ses membres coupés ! Mutilations irréversibles ; cœurs anéantis !

Leur enfant n'était plus le même : il ne pourrait probablement jamais gagner sa vie, il ne se marierait sans doute jamais, il n'aurait certainement jamais d'enfant.

Comment se créer, dans de telles conditions, une existence agréable et constructive ? Comment sortir de la détresse et se faire des amis quand on a vingt ans et la honte d'avoir une jambe et deux doigts en moins ?

Tout cela était trop intense, trop vif.

Cette réflexion, bien que douloureuse, ouvrait des portes dont l'homme n'avait pas soupçonné l'existence, elle le rendait à lui-même. Ses colères contre le sort, ses emportements et ses violences, ses regrets, sa tristesse, tout ce qui foisonnait dans sa pensée se doublait d'une prise de conscience.

Ne plus se laisser dépasser par ses bouleversements !

C'était à lui de donner l'exemple, il était le père. La famille ne pourrait être heureuse s'il ne se montrait pas un peu positif. Petit à petit, les idées arrivaient, instinctivement. La meurtrissure dictait l'action. Madeleine avait voulu lui confier sa tristesse : ouvrir son cœur libérait les émotions. Il faudrait la consoler, partager sa peine, parler au gosse, l'amener à raconter les circonstances de ses blessures. Celle de la jambe, surtout, qui était la plus invalidante.

Plus facile à dire qu'à faire !

*

— J'ai entendu, hier matin.

— Qu'est-ce que tu as entendu ?

— Votre dispute.

Les trois étaient à table. Madeleine avait posé le faitout sur le dessous-de-plat. Le bouillon chaud dégageait une douce vapeur qui parvenait aux narines avec délice. La potée fumante aurait dû procurer de la légèreté, de la bonne humeur, de l'énergie. Mais à ce moment-là, aucun ne percevait cela.

Victor se lança :

— Je vous ai entendus dans l'étable...

Seul le tic-tac de la pendule. Il reprit :

— Vous n'avez rien à dire ?

Il parlait d'une voix calme, presque monocorde, plus posée que d'ordinaire. Stricts, cassants, les mots sortaient sans difficulté : ils ne pouvaient que marquer les esprits, imposer le respect.

— Depuis mon retour, il pèse comme un silence de mort, sur cette maison ! Tout se dit à demi-mot, tout se fait à demi-actes. On dirait que vous avez la trouille d'agir normalement, que vous essayez d'éviter tout bruit et toute réflexion qui pourrait s'ensuivre. Tout se mijote dans une sorte de lourdeur terrible. Ça me fait horreur... C'est votre attitude qui me fait horreur !

Ça avait été dit sans hausser le ton, sans colère, comme une simple constatation, une protestation énoncée avec une froideur quasi insupportable ! Il continua :

— Je sais, ça ne doit pas être facile de me voir comme ça, enfermé toute la journée là-haut, avec mon infirmité. Mais ça n'est pas en vous engueulant que vous allez régler les problèmes. Et encore, s'il n'y avait que l'engueulade !... Je vous rappelle qu'une porte de ma chambre donne sur le grenier et que le grenier est juste au-dessus de l'étable. Je vous observe depuis quelque temps, je vous écoute, j'ai que ça à faire. J'ai tout entendu.

Gustave avait senti sur lui le regard réprobateur de son fils.

— J'aurai vingt et un ans le 22 février prochain. À part les mois où j'étais à lutter pour ma vie dans cette foutue guerre, j'ai toujours vécu ici... Je n'avais encore jamais vu ça.

Les parents se taisaient, tête baissée, comme des enfants que l'on réprimande, se demandant s'il avait vraiment tout entendu, confus que leur fils ait pu voir leur si piètre bassesse !

— Tout est de ma faute !

Madeleine se hasarda :

— Mais non…

— Si, c'est de ma faute. Sinon, c'est la faute de qui ? C'est bien de moi que tu voulais parler avec papa, quand tu es allée à l'étable hier matin, que je sache ! C'est donc bien de ma faute : je suis là-haut à attendre que le temps passe, je ne fais rien, je ne vous aide pas, je me fais nourrir. Je suis un bon à rien, un pourri, un fardeau !

— Ne dis pas ça !

— Pourquoi ? Ce n'est pas la vérité ? Tu oserais dire que ce n'est pas la vérité ? C'est contre moi que tu devrais être en colère, pas contre ma mère. Elle n'a pas à endurer les rancœurs que tu as contre moi. Quant à moi, j'en ai assez de cette vie ! Pour l'instant, je retourne dans ma chambre.

Ses deux interlocuteurs restaient assis, bouche bée et emplis de honte. De sa lenteur habituelle, de sa progression difficile, Victor se leva de table, prit ses cannes et rejoignit la cage d'escalier.

*

— Bon, je vais fendre du bois derrière la maison.

Madeleine demeura dans la lumière discrète de l'intérieur. Cette banalité du quotidien, énoncée par celui qui venait de sortir, lui rappela que, depuis la dispute, ni son homme, ni elle, n'avaient eu un mot gentil l'un pour l'autre. Mais vu les circonstances, c'était à lui de faire le premier pas. Pour l'instant, elle était le jouet d'une double peine : le fils, le mari !

Elle resta un moment dans ses préoccupations silencieuses. Puis comme si cela pouvait lui faire oublier les tourments qui s'accrochaient à leur vie, elle se mit à débarrasser la table avec frénésie.

À grandes brassées, elle ramena à elle la vaisselle sale abandonnée sur la table. Tout fut vite empilé, emmené à l'évier en quelques enjambées solides. Elle sentait l'irritation envahir tout son être. Elle eut conscience de ses mouvements pleins de véhémence, mais continua à s'agiter pour aller, avec la louche, cueillir l'eau dans le profond réservoir du fourneau qu'elle avait allumé le matin.

Ces gestes vifs emportaient un peu de sa colère, de son accablement, de sa tristesse. C'était peut-être le vacarme des travaux qui la soulageait, et lui était indispensable, l'empêchant de penser et de ruminer le sort.

Elle se démena encore des bras et des mains, pour laver avec une application violente qui fit tinter les verres, sonner les assiettes, tonner les couverts et le reste.

Elle avait fini ! Dans sa pensée, son fils, là-haut ! Le tintamarre, le tapage de la vaisselle n'avait pas suffi : Victor était là-haut quand même avec ses blessures, ses douleurs sans doute, son handicap !

Oublier un temps ! Un fourmillement en elle, dans tout son corps la nécessité impérieuse de remuer encore. Sans perdre une seconde, elle se mit à travailler au feu.

La cheminée s'était éteinte dans la nuit. Il fallait la remettre en route, le ronron du fourneau déjà diminué allait à son tour se réduire à néant. Et il faisait froid dehors.

Enlever les cendres et les résidus de bois carbonisés. Le balai griffa la pierre, se jeta à l'assaut de la pelle, frappa le sol de l'âtre. Un morceau de vieux papier céda sous l'emprise d'un froissement brutal, frotta les dalles noircies. Alors, Madeleine le laissa sur place et en ajouta d'autres qu'elle étreignit de ses doigts rageurs.

Elle sortit ensuite jusqu'au hangar pour aller chercher la corbeille où elle mettait toujours une poignée de brindilles, quelques pommes de pin et une bourrée de petits bois nécessaires à l'allumage du feu. Avec réflexion et soins, elle disposa tous les éléments entre les chenets, de manière à faciliter la prise du feu. C'était agréable, cette promesse de chaleur et de lumière. Elle nettoya les abords du foyer, partit chercher un grand panier de bûches ; bien que ce fût lourd, ce déploiement de forces lui sembla bénéfique.

Encore un effort ! Bientôt, elle profiterait de ce confort dont la préparation, réalisée d'abord avec emportement, semblait l'avoir apaisée un peu. Bientôt, les chenets supporteraient une grosse bûche dont les fibres se tordraient avant de cracher leurs éclats sous la puissance des flammes.

*

La mère cousait dans l'embrasure de la fenêtre quand la porte s'ouvrit soudain. Joséphine parut :

— Déjà ? Tu as fait vite, il me semble.

— Je ne suis pas plus en avance que les autres jours.

Le soir tombait en effet. Cinq heures avaient dû sonner. À l'extérieur, on sentait la clarté s'infléchir.

— Ça s'est bien passé ?

— Oui… Ils ne sont pas là ?

— Le père m'a dit qu'il allait faire du bois. Et je n'ai pas vu ton frère de l'après-midi. Il est là-haut.

— Il ne sort jamais.

— Je sais. Je suppose que tu ne l'as pas croisé dans le chemin, malheureusement !

— Lui qui allait faire un tour dès qu'il avait une minute, qui était toujours content, plein de vie et qui travaillait tout le temps en sifflant…

— Ce n'est plus le même, c'est sûr.

— Il est si renfermé ! Toutes ses journées, là-haut, à ne rien faire. Il doit en avoir marre ! Si seulement je pouvais l'aider !

Un soupir.

— On voudrait tous l'aider... Chez Guiraud, ça va les enfants ?

— Oui. Ils sont plutôt sages, les deux plus petits donnent bien du travail !

— Sans doute !

Madeleine se pencha de nouveau sur son ouvrage. Joséphine s'occupa aussi.

De la marmite chantante qui trônait sur la crémaillère s'exhalait une odeur alléchante.

Le père rentra à la nuit. Fin janvier, les jours étaient encore courts. Après être longtemps resté dehors, il avait pris un moment pour réparer un barreau de l'échelle à l'étable.

Tout était prêt : le couvert pour quatre, le dessous de plat, la soupe chaude. Ils s'installèrent, tendirent l'oreille pendant quelques minutes. Puis :

— Qu'est-ce qu'il fait ?

— Il va bien venir, il doit être là-haut !

— Bon, on va attendre encore un peu.

Madeleine appela :

— Victor !

Rien. D'une voix plus grave, Gustave répéta :

— Victor ?

Mais toujours « tic-tac, tic-tac ».

Et rien d'autre.

— Joséphine, tu l'as vu ce soir ?

— Non, pas depuis que je suis rentrée.

— Mais qu'est-ce qu'il fait, bon sang ?... Victor ? Qu'est-ce que tu fais ? Réponds.

— Ne t'énerve pas, il va bien descendre.

— Il pourrait dire quelque chose, au moins !

— Il ne faudrait pas qu'il ait fait un malaise.

— Penses-tu. Pourquoi veux-tu qu'il ait fait un malaise ? À son âge…

— Quand même… Il faut aller voir. Vas-y, Joséphine. S'il refuse de descendre, à toi, il te dira pourquoi.

*

Joséphine prit l'escalier et frappa

— Il ne répond pas.

— Eh bien, entre !

— Ça me fait peur !

Gustave se tenait maintenant en bas des marches.

— Il va bien falloir qu'on sache. Je viens… Entre, je te dis.

À leur tour, les parents montèrent à l'étage. Leur fille ouvrit la porte.

— Il n'est pas là.

— Fais voir !

Chacun dut se rendre à l'évidence.

— Je me demande où il a bien pu aller.

Gustave s'adressa à sa femme :

— Tu l'as vu sortir, toi ?

— Pas du tout ! Autrement, je ne serais pas surprise.

— Alors, où peut-il être ? … Descendons, il va bien revenir… Tu as dû t'absenter un moment et il en a profité pour sortir. Il n'y a pas d'autre solution.

— Qu'est-ce que nous allons faire ?

— Rien ! Inutile d'arpenter le pays pour le trouver, ce n'est plus un enfant… il a sans doute eu envie d'aller rendre visite à quelque copain.

Joséphine intervint :

— Depuis son retour, il répète qu'il ne veut pas sortir. Qu'il ne souhaite voir personne.

— Il ne serait quand même pas parti sans nous informer. Et puis... il sait bien que c'est l'heure de manger, il serait revenu.

— Il ne se pose pas tant de questions... Il est si différent de ce qu'il était avant. Rien ne me surprend de sa part, maintenant ; il a peut-être eu l'idée d'aller voir quelqu'un.

Madeleine désapprouvait de la tête.

— Ça m'étonnerait. Il n'a pas pu s'en aller comme ça. Ça ne lui ressemble pas.

— Il est tellement mal, depuis son retour...

— S'il est parti, c'est qu'il en a eu la volonté... qu'il est sur la voie de l'autonomie. C'est plutôt bon signe, non ?

— Je veux bien éviter de penser au pire... Il ne faudrait pas qu'il lui soit arrivé quelque chose.

Tous les trois se turent quelques instants.

Gustave prit la décision :

— Pour le moment, il faut attendre. Mangeons. Nous verrons après le repas. Il va bien finir par revenir.

Chapitre 4
VICTOR

Premier semestre 1918
Que faire ?

Gustave et Madeleine Mercier étaient dans leur chambre. Leur fils n'avait pas reparu, et chacun s'inquiétait à sa façon.

Madeleine commença :

— Maintenant que nous sommes seuls, je vais tenter de te parler, même si je n'en ai pas envie. Dis-toi bien que je le fais par nécessité, parce que nous ne pouvons pas laisser Victor dehors en pleine nuit. Nous devons bien envisager de le chercher. Il doit y avoir quelque chose qui ne va pas dans notre façon de faire.

Le mari fit le tour du lit pour se rapprocher d'elle. En une fraction de seconde, l'épisode de l'étable défila dans sa mémoire. La crainte l'incitait à reculer mais elle n'en eut pas le temps, il posa les mains sur les épaules de sa femme : était-ce pour la garder près de lui en ce moment grave ? Pour être convaincant ? Il criait presque :

— N'aie pas peur, je sais à quoi tu penses. Je ne vais pas recommencer. Je suis calme.

— Pas vraiment…

Devant les yeux emplis de larmes de celle qui lui faisait face, il ne put que capituler : il l'aimait trop pour qu'il en soit autrement, en cet instant.

— Si, je suis calme. Mais je n'en peux plus, je n'en peux plus.

Et comme par miracle, presque comme par enchantement, Madeleine lut le tourment et le désespoir dans le regard de celui qui partageait sa vie : il pleurait, tout comme elle.

Lui aussi était à bout de force.

Tous deux se considéraient à présent. Chacun analysait le visage de l'autre, scrutant les stigmates de cette terrible peine qui s'exprimait depuis le retour de leur cher fils.

Elle devait le raisonner, faire en sorte qu'à l'avenir, Victor n'ait pas sur la conscience les colères de ses parents. Sans réfléchir, dans un temps d'apaisement, pour la première fois depuis la gifle, elle se blottit dans les bras de son mari, l'enlaça et, tout en lui caressant le dos avec la main, lui parla comme si elle était sa mère :

— Calme-toi, Gustave, tu vois bien que tu te fais du mal…

Tous deux restèrent un temps dans cette posture, silencieux. Puis, encore emplie d'inquiétude, la mère reprit :

— Il ne faudrait pas que Victor nous entende. Il sait déjà que nous souffrons tous, il n'a pas besoin de notre démonstration de détresse.

— Tu as raison.

C'était comme si les paroles qu'avait prononcées son épouse et la petite phrase qu'il s'était entendu lui dire avaient provoqué une émotion difficile à contenir. Dans ce qui ressemblait maintenant presque au halètement d'un animal, se mêlait un chagrin immense. Comme un bambin qui a besoin de réconfort dans une épreuve, il pleurait en s'essuyant les yeux de son mouchoir qu'il avait extrait de sa poche. Immobile, savourant cette place d'épouse qu'elle venait de retrouver, Madeleine ne disait rien. Elle attendait que son homme se libère, que la peine s'épanche enfin. Tout à sa réflexion, elle laissait ses pensées courir aussi, en un dédale d'idées qui s'entremêlaient, se télescopaient, se bousculaient sans trouver d'issue.

Gustave rompit le silence :

— Voilà que je pleure, maintenant, je me fais honte !

— Tu as le droit, comme tout le monde, d'exprimer ta tristesse.

— Ce n'est pas seulement ma tristesse, que je montre à ma femme, tout de suite, c'est ma faiblesse.

— Tes larmes me font du bien, à moi aussi : je me sens moins seule, j'ai l'impression que tu es comme moi.

Non, il n'était pas comme elle : il ne se plaignait pas, lui. Il ne répétait pas toujours les mêmes jérémiades. Néanmoins, son cœur avait enfin éclaté, la détresse mouillait ses yeux. Il apprenait que pleurer lui apportait du soulagement.

— Je ne pense pas que nous soyons pareils, les hommes et les femmes. Toi et moi, nous sommes comme les autres… Je crois que j'en avais trop gros sur le cœur et que ça ne voulait pas sortir…

Madeleine savait bien que c'était le malheur et l'angoisse qui s'exprimaient. Elle vivait la même chose que lui, son cœur s'était brisé aussi.

Un peu soulagé, Gustave poursuivit :

— Victor a bien fait de nous montrer sa colère. En nous disant nos quatre vérités, il a peut-être trouvé un peu de réconfort. J'ai l'impression que lui aussi évolue : avant de partir à la guerre, il n'aurait jamais osé nous parler comme ça. Je ne vais pas affirmer que notre dispute est utile, elle t'a fait souffrir. Mais, si elle le pousse à faire quelque chose, si elle lui permet de progresser un peu, je n'aurai pas tout perdu en faisant ce geste déplorable… J'aimerais que tu m'en excuses, d'ailleurs.

— Tu es suffisamment lucide et intelligent pour comprendre que ce sont des choses que l'on n'oublie pas. Je ne pense pas que, si tu avais reçu une gifle, tu parviennes à pardonner de sitôt !

— Pour Victor, en tout cas, il va falloir essayer d'être différents, toi, comme moi, et de procéder autrement.

Il éludait encore. Il supposait sans doute qu'elle pardonnerait. Il avait de la peine, lui aussi, ce n'était pas le moment d'en rajouter.

— Qu'est-ce que tu veux dire ?

— Il dit qu'il n'est bon à rien, c'est sans doute juste pour montrer que son handicap est bien réel. Peut-être, au fond, il veut juste qu'on le reconnaisse.

— Tu crois que c'est ça ?

— Il souhaite simplement qu'on le considère tel qu'il est maintenant.

— C'est tellement dur !

— C'est sûr, c'est inacceptable, insupportable et révoltant. Mais nous n'y pouvons rien, il faut que nous fassions avec. Nous allons bien être obligés, toi, comme moi, et surtout lui d'ailleurs, d'accepter son sort, notre sort.

— Peut-être que si nous admettons l'évidence, nous arriverons à l'aider…

— Oui… Quand il dit qu'il n'est qu'une bouche à nourrir, s'il reste là-haut à ne rien faire, il a raison, finalement.

— Avant d'être une bouche à nourrir et un infirme, c'est une personne. Et c'est surtout notre fils.

— À ton avis, pourquoi il est parti ? Où a-t-il bien pu aller ?

— Pas bien loin, sans doute. Il a certainement besoin de réflexion, d'émotion… tout simplement que nous nous soumettions à son destin.

— Nous n'avons pas d'autre choix… Rappelle-toi, il était dans le grenier, quand il a entendu notre dispute.

— C'est vrai, il nous l'a dit… J'y vais !

— Je viens avec toi.

*

Ce qui venait de se passer n'était pas anodin dans leur vie. Il avait fallu qu'ils s'abandonnent, chacun à sa façon, à leur détresse, et qu'ils en arrivent à l'âge qu'ils avaient pour pouvoir enfin se parler. Ouvertement, calmement. Leur émotion était empreinte aussi de ce à quoi s'attendait chacun, de ce qu'ils espéraient vivement.

Sur le palier, ils ouvrirent la porte de droite et se retrouvèrent dans le grenier. Dans un silence grave, aux aguets, à l'écoute.

Rien. Gustave appela :

— Victor ?

Pas de réponse

— Victor si tu es là, dis-le.

Rien. Madeleine, se faisant convaincante, posa son bras sur celui de son mari. D'un regard invisible dans la pénombre, mais compréhensible tout de même pour qui la connaissait bien, elle lui enjoignit de la laisser faire.

Bien qu'elle se sente mal à l'aise, maladroite dans ses propos, elle s'efforça d'être douce, mais convaincante :

— Victor, tu es peut-être là. Tu dois comprendre notre inquiétude. Nous avons besoin de toi. De ton amour, de ta vie, nous t'aimons. Victor, réponds-nous, s'il te plaît.

Alors un petit mouvement quasi imperceptible se fit entendre derrière la grande caisse où étaient gardées d'anciennes affaires de Joséphine. Les parents se précipitèrent.

Ils distinguaient difficilement la silhouette assise, adossée à la malle de bois. Ce qui était évident, en revanche, c'est que le jeune tenait en main un objet qui aurait dû être caché depuis son retour. Dans la frayeur qui l'atteignit au cœur, son père se précipita :

— Mais qu'est-ce que tu fais avec ça ?

— …

— Victor, donne ça !

La maman contourna le coffre puis, doucement, silencieusement, à demi-gestes, s'accroupit pour prendre son fils par les épaules pendant que le papa, avec la même prudence et la délicatesse de quelqu'un qui sait que toute brutalité peut être fatale, éloignait le canon du visage tant aimé.

— Comme tu nous as fait peur, mon Victor !

Madeleine pleurait. Gustave rassura :

— C'est fini, maintenant c'est fini.

— Je sais… tout est fini pour moi : ma vie est finie, je ne peux rien faire.

— Si, tu peux faire quelque chose… Nous allons t'aider, nous allons trouver.

— Il n'y a rien à trouver. Vous voyez bien ce que je suis devenu.

— Viens, sortons de là, allons nous asseoir dans ta chambre ; pour discuter, ce sera plus confortable.

Quelques minutes plus tard, tous trois étaient installés plus agréablement.

— Je me demande bien quelle aide vous pouvez m'apporter. Vous n'acceptez déjà pas ce que je suis…

— Nous en avons parlé, mon Victor. Ton père et moi, nous en avons conscience. Tu comprends, j'en suis sûre, que cette nouvelle situation est difficile à accepter pour nous aussi. Mais nous avons fait un grand pas ce soir.

*

À présent, immobile sur son lit, en prise avec ses pensées, le jeune homme se demandait ce qu'il allait faire ? Il ne supportait plus son inaction : il resterait toujours un fardeau, une bouche à nourrir.

Inconcevable ! Les blessures, rappel incessant de la guerre ; la vie de la famille, détruite à tout jamais ; la dispute de ses parents, qui l'avait empêché de dormir les nuits précédentes ; l'incapacité à faire quoi que ce soit !

Bien sûr qu'il n'avait plus qu'à se flinguer ! Ne plus être là, mourir ! Se suicider était la seule solution. Ça aurait été vite fait. Plutôt que de devoir souffrir pendant des années, être tranquille. Ne plus rien voir, ne plus rien entendre, ne plus rien éprouver. Pourquoi avait-il hésité ? Pourquoi n'était-il pas allé au but ? Surtout, ne pas empêcher les autres de vivre sereinement. Pour l'instant, il assistait impuissant à l'anéantissement de tous les siens. Pourquoi étaient-ils arrivés avant ? Pourquoi l'avaient-ils sauvé ?

Il avait eu la force de prendre le fusil et de se cacher. S'il avait agi dans l'instant, il ne serait plus ici en train de se morfondre. Pourquoi n'était-il pas allé au bout de son projet ? N'avait-il pas eu le courage ? Existait-il une petite lueur enfouie quelque part au fond de lui, qui le laissait espérer ? Ses parents l'avaient tiré d'affaire, ce n'était peut-être pas anodin.

L'idée de vivre demeurait une souffrance. Bouger s'avérait impossible : il voulut soulever sa jambe valide à la verticale, ce ne fut qu'un poids ! Mort, comme lui ! Les mois passés l'avaient mené à bout de force, anéanti. Le constat était sans faille : il était incapable d'exécuter tout mouvement autre que ceux auxquels il s'était habitué depuis son retour. Qu'allait-il faire ?

S'il devait vivre, la seule issue serait de se remettre au travail ! S'il se rendait utile à la maisonnée, ça changerait peut-être l'ambiance ? Assurément, ses parents ne se disputeraient plus à cause de lui. Dans son état, que pouvait-il envisager de faire ?

Machinalement, il se mit à bouger la jambe qu'on lui avait coupée. Il avait eu un peu de rééducation, à l'hôpital militaire, on lui avait dit qu'il pourrait faire beaucoup de choses malgré son infirmité. Et pourtant, depuis son arrivée, à part les allers et retours par l'escalier pour atteindre sa chambre ou la pièce de vie, il n'avait jamais vraiment tenté quoi que ce soit. Dans ce mouvement tout doux qu'il esquissait, il ressentit, de manière quasi imperceptible, une ébauche de volonté intérieure et incompréhensible de son membre mort, comme une impression qu'il voulait vivre. Alors, cette fois tout en conscience, il dirigea son attention sur ce qui lui restait de cuisse. Peu à peu, il s'enhardit, continuant cette gymnastique avec précaution : la fesse gauche qui se lève légèrement, le pli de l'aine qui s'ouvre et qui se ferme, le genou qui s'éloigne et se rapproche de l'autre jambe…

Impossible, il n'avait plus de genou. Pourtant, il en sentait encore la présence. Devenait-il fou ?

Il se mit à explorer encore davantage la mobilité de ce qui n'était plus qu'un morceau de membre avec un moignon au bout. Avec une intense concentration. C'était agréable, c'était un moment de douceur qu'il s'accordait. Lorsqu'il arrêta, il eut envie de faire la même chose avec l'autre jambe, celle qui était bien là, celle qui le soutenait maintenant au quotidien. Ce fut tout autre chose, un autre parcours profond en lui-même. Différent, puisque le membre était entier, mais pas forcément plus agréable. Son fémur gauche, bien que coupé, pouvait lui procurer un réel apaisement.

À la fin de ces exercices, merveilleusement soulagé, tranquillisé, le cœur plus léger, il se leva. C'était la première fois depuis bien longtemps qu'il éprouvait un réel bien-être ; il en avait même oublié les mutilations de son corps.

*

Quelques jours plus tard, après le repas, sa mère lui dit :

— Tu as tes copains, il va bien falloir que tu sortes un jour.

— Quand je me vois, je me fais horreur, je n'ai pas envie de me montrer ainsi.

— Tu veux bien m'aider ?

— Si tu crois que je peux…

— Je suis sûre que oui. Il faudrait m'amener les deux bûches que j'ai montées et posées à côté de la porte d'entrée.

Victor, lentement, mais avec réflexion et efficacité, exécuta ce qui lui était demandé. Pendant ce temps, sa mère, tout en ranimant le feu, continuait la discussion :

— Ce n'est pas facile, pour toi, cet escalier. Je renouvelle ma suggestion : tu pourrais peut-être changer de chambre ? Ta sœur…

— Ma sœur restera en bas et moi, je garde mon chez-moi. Il n'est pas question que je prenne la place de Joséphine. Elle a agencé sa chambre à sa façon ; c'est une pièce pour une jeune femme, pas pour un vieux frère estropié.

— Arrête, ne dis pas des choses comme ça…

— C'est pourtant la vérité.

— Quand même, ça te faciliterait les choses.

— Tu me l'as déjà dit.

— Je le sais, Victor. Si j'insiste, c'est parce que je pense que c'est important. Pour toi, pas pour nous.

— C'est parce que tu as peur que je tombe. Peut-être, tu penses aussi que je ne fais rien parce que je suis enfermé là-haut. Mais je t'assure, que je sois dans ma chambre ou ici ne change rien. Je suis capable de descendre ; si je veux m'occuper davantage, je peux le faire. Je n'ai pas besoin, pour cela, de vivre un étage plus bas… je suis l'aîné, c'est normal que j'occupe la pièce la plus éloignée de celle de mes parents.

— Joséphine est assez grande pour rester en haut maintenant.

Il y eut un moment de calme pendant lequel il passa en revue, dans sa tête, les avantages et les inconvénients d'un éventuel échange de chambre avec sa sœur. C'était sûr qu'il irait plus vite dans ses déplacements à l'intérieur de la maison. Ça demandait peut-être réflexion. D'un autre côté, sa chambre représentait son confort à lui, sa vie, son intimité. Tant qu'il resterait en haut, il serait bien tranquille. S'il occupait la chambre qui jouxtait la pièce principale, sa mère pourrait épier tous ses faits et gestes. Garder sa liberté lui semblait essentiel.

— Tu ne vas pas rester fermé à l'étage ?

— Pour l'instant, j'y suis bien. Mais ne te tracasse pas, je réfléchis tous les jours à ce que je vais devenir. Effectivement, j'en ai assez de me faire nourrir à ne rien faire.

— Ce n'est pas ça qui pose problème, tu le sais très bien. Ce qui est ennuyeux, c'est que tu ne voies personne de toute la journée, et que tu sois désœuvré. Tu dois t'embêter, tout seul ?

— Au début, ça allait. C'était confortable. J'avais besoin de calme et de tranquillité. C'est vrai que maintenant, je trouve le temps plus long.

— Alors il te faut un moyen pour travailler ou, tout du moins, pour t'occuper, malgré la situation.

— Je t'avoue que j'apprécie cette phrase que tu viens de dire. C'est qu'enfin, tu sembles accepter de me voir tel que je suis.

— Nous en avons parlé avec ton père… il nous a fallu du temps pour comprendre ça.

— Je me demande où tu puises encore la force de lui préparer à manger, et même de lui parler, après ce qui s'est passé…

— Nous ne nous sommes rien dit pendant plusieurs semaines. Puis, il a bien fallu que je lui parle de te retrouver, l'autre soir. Alors nous avons eu une discussion. Lui aussi est malheureux, tu sais. Comme nous tous.

— Ça n'explique pas la violence, ça ne l'excuse pas non plus… tu sais, de l'horreur, j'en ai assez vu là-haut dans le nord de la France. Je ne suis pas revenu ici pour retrouver la guerre, même si les forces qui s'opposent ne sont composées que d'une seule personne.

*

Ce dont il venait de discuter avec sa mère l'avait remis dans l'ambiance de la guerre. La violence des batailles, celle qui avait conduit aux amputations, le choc physique, mais aussi moral. La détresse de ne pas avoir échappé aux blessures profondes et indélébiles, le refus de cette situation nouvelle, la colère. Longtemps, il n'avait plus su où il en était. Il avait fonctionné à côté de sa vie, n'avait pas pu imaginer concrètement le chemin à prendre, avait été incapable de décider quoi que ce soit. Rien ne l'intéressait, il n'avait eu envie que de rester ici, dans son chez-lui. Personne ne le voyait, personne ne pouvait le regarder, ni comprendre et évaluer l'état mental dans lequel il se trouvait.

Le constat était simple : il avait raté sa vie. Même si tout le monde disait que cette guerre était atroce et qu'il était quasiment impossible d'échapper aux grenades et aux obus, il savait bien, lui, que certains parvenaient à passer au travers. Après avoir pris la décision de se suicider, il avait été lâche. Il avait attendu, ça l'avait sauvé. Mais ça aurait été une peur une fois puis, tout aurait été fini. Aujourd'hui, il n'avait qu'une chose à faire : se résigner. De toute façon le passé était inchangeable. L'avenir s'en trouvait complètement chamboulé. Il serait toujours inutile, incapable, en tout cas, de faire vivre une famille, ce qui était pourtant essentiel pour un homme. D'ailleurs, comment une femme pourrait-elle vouloir d'un mari amoché comme il l'était ? La pérennité des couples était déjà fragile quand les deux possédaient l'intégralité de leur corps – il l'avait bien vu avec ses parents –, alors ce n'était même plus la peine d'envisager de partager un jour un ménage avec Augustine.

Qu'était devenue celle à laquelle, un jour, avant cette foutue guerre, il avait promis les monts et les merveilles de l'amour ? Ils s'étaient jurés l'un à l'autre de s'aimer toujours. Ils s'étaient écrit des lettres merveilleuses, pendant qu'il était loin d'elle. Il ne l'avait pas vue depuis son retour et à l'instant même où il commençait à se dire qu'il ne pouvait rien contre sa situation présente, il se sentait envahi d'une folle impatience. Il lui prenait une impossible soif de crier au monde entier combien il en était fou. Une fougue brûlante le prenait aux tripes, et son cœur rempli d'une énergie renversante se doublait d'une effervescence d'amour pour cette jeune fille, dont il avait gardé précieusement toutes les lettres.

Augustine avait été son soleil dans le ciel de la guerre, son étoile dans les insomnies des froides et humides nuits. Augustine était belle, et dans son indomptable pensée, il assoupissait cette faim grandissante qu'il avait d'elle, la couvrait de baisers et assaillait son corps de ses mains.

Toucher Augustine ! Impossible à présent ! Comment oserait-il, avec des doigts en moins, une main qui n'en était plus une ? Il ne pourrait jamais affronter cela. De toute façon, elle ne voudrait plus de lui, sans doute.

Augustine était perdue pour toujours.

*

Lorsque Joséphine rentra, il sortit sur le palier de l'étage pour l'appeler. Elle en fut ravie : peut-être son frère parvenait-il à mieux communiquer ? Peut-être peu à peu, son moral s'améliorait-il ? C'était bon signe qu'il lui demande de monter le voir. Ils allaient enfin parler, retrouver leur relation fraternelle d'avant la guerre.

Elle grimpa les marches. Tous deux se dirent bonsoir de loin. Puis Victor commença :

— Si je te fais venir, petite sœur, c'est pour te demander un service. J'espère que ça te sera possible.

— Si tu crois que je peux t'aider, bien sûr.

— Je ne vais pas te donner les détails concernant les épreuves que je traverse, mon moral bien bas et ma tristesse, je ne vais pas non plus te parler des mois que j'ai passés au front. Je veux juste te demander de poster une lettre.

— D'accord…

— Je vais écrire à Augustine. Nous nous sommes aimés, je crois que je l'aime encore, mais je ne peux pas me résoudre à la rencontrer dans l'état où je suis. Alors je vais lui dire qu'il ne faut plus que nous nous voyions. J'avais raison de vouloir cesser de vivre. Je ne me marierai jamais. Je ne me sens pas capable de me montrer ainsi à la femme que j'aime.

— Pourtant, ce ne sont pas les blessures qui comptent le plus… Une fille épouse un homme pour ses qualités… Un jour, tu aimeras quelqu'un d'autre, si ce n'est pas Augustine.

— Pour l'instant, c'est à elle que je pense. Puisque tu acceptes de poster la lettre, je n'ai plus qu'à l'écrire. Je vais m'y mettre tout de suite.

La jeune sœur n'évoqua pas les commérages qu'elle avait entendus, la tristesse de son frère était suffisante. Mais la demande méritait réflexion tout de même.

Chapitre 5
VICTOR

Premier semestre 1918
Des ouvertures ?

Le 22 mars 1918, Victor rejoignit à l'étable son père qui stoppa net le sciage de la planche qu'il avait entrepris.

— Je suis content que tu sois descendu… Je te sens plus positif. J'ai l'impression que tu vas un peu mieux aujourd'hui… Il faut vraiment que tu te remettes à sortir, Victor. Tu dois vivre. À ton âge, on fait plein de choses : la force de la jeunesse triomphera.

Écoutant à peine, le jeune se taisait. Il valait mieux, sans doute, parce qu'en cet instant, il n'aurait pas été capable de modérer ses paroles pour exprimer ce qu'il avait à dire. Car cela n'avait rien à voir avec la guerre.

Alors que son père lui donnait des conseils, le jeune homme sentait monter en lui une sorte de haine mêlée de quelque indicible horreur. Le courroux enflait, gonflait, et tout bouillonnait, prêt à éclater. Comment allait-il s'y prendre ? Il fallait qu'il se calme avant de parler. Sinon, ils se disputeraient : que son père ose lui dicter le chemin à suivre ? Il ne le supportait pas. Lui aussi avait une voie à indiquer : un reproche, une leçon difficile à donner, mais nécessaire pourtant. Il voulait à tout prix que ça sorte, pour ne pas garder en lui l'impression d'avoir trahi sa mère. Arriverait-il à pondérer ses rancœurs ? Encore une seconde sans crier. Calme, doux ! Encore, encore.

Les mots partirent d'un jet.

— Tu dis ça, mais je ne pense pas que tu sois bien placé pour me dire ce que j'ai à faire.

Ça s'était exprimé sans crier, d'une voix grave, juste.

Abasourdi et tout penaud, le plus âgé se taisait, ce qui n'était pas dans son habitude. Victor venait d'inverser les rôles : le silence de son père lui donnait raison. Il eut la hardiesse de poursuivre :

— Je parle de ta façon d'agir envers maman. J'ai eu de la peine à croire que tu l'avais giflée. J'ai eu de la peine, tout court. De la peine pour elle, de la peine pour vous ! … Tu devrais comprendre qu'elle est triste, elle aussi, de me voir dans cet état. Tu devrais comprendre que c'est quasi impossible, pour une mère, d'accepter ce que je suis devenu, c'est-à-dire pas grand-chose. Au lieu de te mettre dans des colères noires qui ne servent à rien, tu pourrais la soutenir. C'est de la responsabilité d'un mari, il me semble, d'être auprès de sa femme pour l'aider. Nous sommes tous des humains, tous égaux et personne n'a le droit de taper qui que ce soit.

Il y eut un moment de silence, puis le père Mercier répondit :

— Je sais, je n'ai que ça dans ma tête depuis l'autre jour, en plus de toi, bien sûr. C'est une épreuve pour nous tous. Ta sœur paraît plus forte, elle ne dit rien. Elle doit bien avoir de la peine, elle aussi, sans doute.

— Là, tu changes le sujet. Joséphine ne sait rien de tout cela.

— Je vais essayer de faire des excuses à ta mère.

— Il ne faut pas seulement essayer, il faut aller au bout. Je te demande de le faire pour moi, au moins. Elle a suffisamment de tristesse sans avoir à gérer, en plus, les émotions que lui procurent certainement tes crises de folie.

— …

— J'ai longtemps hésité, avant de me décider à te parler de ça, vos histoires ne me regardent pas. Mais je pense beaucoup à elle et j'imagine son chagrin. Alors, en réfléchissant, je me suis dit que, par ta méchanceté, tu as doublé sa peine finalement. Je suis adulte, je peux bien te donner mon avis. Quand on a vécu les horreurs que j'ai vues, on parvient peut-être plus facilement à exprimer ce qui paraît important. J'espère que tu me comprends. Je sais que toi aussi, tu es triste.

— Ne dis pas ça…

— Je le dis. Parce que c'est vrai. Tu ne veux pas l'admettre, mais ça ne peut pas être autrement… vu les circonstances…

— …

— Je vois bien que je suis inutile. À cause de moi, toute la famille est malheureuse. J'aurais dû mourir à la guerre. Au moins, aujourd'hui, vous pourriez vivre tranquilles.

— Il faudrait bien que tu essaies de voir les choses différemment. Nous sommes tous affectés à cause de tes blessures, il faut bien l'admettre. Mais ça nous fait mal, aussi, de voir que, depuis bientôt six mois, tu ne te décides pas à faire quelque chose.

— Qu'est-ce que tu veux que je fasse ? La seule envie que j'ai, c'est de mourir. J'en ai marre de voir que vous me considérez comme un handicapé… Avant tout, je suis un homme.

— Mon fils…

Son regard se posa sur les membres mutilés.

— Ça ira, tu verras… Je te comprends.

— Non, tu ne comprends pas. Parce que c'est impossible ! Arrête de me dire que ça va aller. Je vois bien mon état. Je sais bien que ma vie est foutue !

Patiemment, en père aimant, Gustave reprit :

— Tu verras, tu retrouveras tes copains, tu te remettras à sortir. La vie est belle.

— Pour le moment, je ne vois que ce qu'il y a à voir. Je te confirme que je suis estropié… Avec leurs batailles à n'en plus finir, ils m'ont foutu en l'air pour le restant de mes jours. Maintenant, ils se moquent bien de moi. Rentré chez moi, incapable de faire quoi que ce soit, je ne suis plus rien. Ils nous ont laissé tomber, tous autant que nous sommes. Et donc, moi et mes blessures. Ils ont tout oublié.

— Ils t'ont soigné, quand même !

— Encore heureux ! Pendant les assauts, les hommes sont en grand danger. Beaucoup souffrent le martyre et se trouvent ensuite dans des états inacceptables, physiquement et moralement. Après les soins nécessaires – ce qui est, me semble-t-il, le minimum qu'ils puissent faire –, ils renvoient les gars chez eux, dans leur campagne ! Et advienne que pourra !

— Ils vont bien finir par te demander ce que tu es devenu…

— Tu parles. Tu crois ça ? Il y en a des milliers qui sont comme moi…

— Même s'ils ne prennent pas de nouvelles, ça ne t'empêche pas de continuer à vivre. Ton grand-père avait fait la guerre de 1870 ; il disait toujours qu'il fallait agir.

— Je le sais bien qu'il faut faire quelque chose. Mais je n'en ai aucune envie.

— Tu ne vas pas mourir ici à petit feu, alors que c'est le début de ta vie ? Tu as des qualités, tu es travailleur, gentil, tu peux réussir à faire plein de choses.

— Rester ici, auprès de vous, c'est envisageable. Pour le reste…

Le père se passa la main sur le front.

— D'accord, c'est probablement ce qu'il y a de plus confortable, je l'admets. C'est facile, mais c'est triste. Pense à mon père qui a plutôt bien vécu, malgré ses blessures. Tu as bien autant de qualités que lui…

— …

— Si tu es d'accord, un jour, nous regarderons ensemble son carnet de guerre.

— Je crois que j'aimerais autant le regarder tout seul.

Le père haussa les épaules dans un soupir.

— J'aurais souhaité être avec toi. Mais je respecte ta volonté. Tant pis. Je te le prêterai. Tu me raconteras comment tu as été blessé, si tu veux. Ça t'aidera, peut-être.

— Je n'ai pas besoin d'aide. Ce n'est pas en me posant ce genre de questions que tu pourras me soutenir. Je ne veux évoquer ça avec personne. J'ai envie d'être seul. Alors, s'il vous plaît, foutez-moi la paix, laissez-moi tranquille. Il sortit pour reprendre l'escalier extérieur.

Une fois dans son cocon, il put laisser place à la colère, au dépit, au déshonneur, au dégoût de la vie.

Le père voulait savoir. Mais ça aurait été trop dur de parler des circonstances. Impossible de raconter. Il avait dû s'endurcir, mais il ne pourrait jamais oublier. Intacts, les souvenirs le mettraient donc toujours sens dessus dessous ! Sauf si elle est allée au front, toute personne normalement constituée ne peut concevoir ce qu'est la guerre.

Faire étalage de ce carnage auprès des siens, tenter de relater, c'était montrer la boucherie, l'abomination, l'inimaginable, l'inconcevable. En apprenant même un dixième de ce qu'il avait enduré, ses parents et sa sœur seraient inconsolables.

Leur dire qu'il avait sauté en l'air, comme un grain qu'on lance aux poules ? Ça aurait été une insolence ! Le seul à qui il aurait été heureux d'en parler, en ce moment même, c'était Aimé Thivier.

Lui avait sans doute dépassé son état. Lui savait encourager les autres ; lui aurait pu, à ce moment-là, lui apporter du soutien. Il sortit la photo de sa table de chevet et se mit à l'observer attentivement.

Elle avait été prise à Saint-Maurice[4]. Ils étaient photographiés tous les deux, côte à côte. Debout, chacun avec ses béquilles. Aimé n'était pas plus grand que lui, peut-être même était-il légèrement plus petit. Mais il avait la corpulence d'un homme en bonne santé. Son visage carré, agréable et rieur, montrait un front large, des sourcils bruns bien fournis, un nez droit et une bouche au sourire généreux. Rien qu'à regarder l'homme, on reprenait de l'allant.

Assurément, il fallait que cette photo reste visible.

Plus tard dans la soirée, Gustave Mercier apporta à son fils le carnet de guerre de son propre père. Victor le posa, sur sa commode, à côté de la photo.

*

Aimé Thivier n'était pas un gradé comme les autres. C'était un homme, un vrai. Pas seulement au sens du courage : dans cette carapace de force et de solidité, se cachait une humanité présente seulement chez très peu de personnes. Il réunissait souvent ses soldats. Pas pour les enguirlander ou les traiter de poltrons, comme le faisaient bien d'autres.

---

4 L'hôpital avait été construit en 1855 pour accueillir des blessés. En 1900, il prit le nom d'Asile National des Convalescents de Saint-Maurice. On commença alors davantage à rééduquer les blessés et à appareiller les mutilés, plutôt qu'à leur donner seulement une assistance charitable. Pendant la Grande Guerre, il était donc tout indiqué comme hôpital militaire.

Après quelques mois passés sous ses ordres, tous savaient par cœur l'essentiel du discours d'Aimé Thivier :

— *Les gars, chronologiquement, la première chose que vous ayez à faire, comme vous le savez malheureusement, c'est d'aller au combat. Mais en réalité, la plus belle chose que vous puissiez faire, la plus grande, la plus importante, celle qui doit compter le plus et passer avant tout le reste, c'est de vous protéger. Je ne parle pas des circonstances. Parce que quand on est là-haut au cœur de la bataille, on sait comment ça se passe. On connaît la boue, la violence, le vacarme. Comme moi, vous avez assisté à cette horreur bien des fois. Mais avant de penser à l'apocalypse que vous avez à vivre, il faut penser à vous.*

Votre vie. C'est la priorité des priorités. Ce qui compte le plus, c'est vous ! Compris, les gars ?

Certes, il faut foncer, il faut y aller, et vous en avez le courage. Vous êtes des hommes animés de l'envie de vaincre. Et c'est vrai qu'il faut que nous gagnions cette guerre. Il le faut, coûte que coûte, il en va de l'avenir de notre pays. Et quand nous l'aurons gagnée, nous pourrons être fiers. La France entière sera fière de vous, vous en serez félicités et votre famille vous portera aux nues. Mais pour cela, il faut que vous fassiez tout pour préserver votre vie.

Notre rôle est de tuer l'ennemi. C'est, malheureusement, ce qui permettra cette victoire. C'est terrible d'avoir ça dans sa tête, c'est épouvantable de se dire que nous sommes là pour ça, mais c'est ce qui permettra la victoire, je le répète. Alors, gardez en vous force et courage, et si vous avez besoin, n'hésitez pas à venir me parler. Parce que, je vous le dis, nous avons tous nos moments de faiblesse. C'est normal, c'est humain.

Dans cette épreuve que nous traversons tous, si nous cultivons l'amitié et l'entraide, alors nous parviendrons mieux à franchir les étapes. Parce que se sentir soudé aux autres soulage et apaise.

Je n'ai plus rien à vous dire, je compte sur vous. Vous pouvez compter sur moi.

Action ! Protection ! Fraternité ! Assistance !

Ces paroles n'étaient pas grand-chose. Quelques minutes suffisaient pour les dire. Parfois, il y avait des variantes, mais le message restait le même. Aimé Thivier était proche de ses gars, pas au sens de l'amitié, mais au sens humain, au sens de la compréhension des cœurs.

Victor ne l'oublierait jamais.

Comme tant d'autres, Aimé avait été blessé. On ne l'avait plus revu à la tête du bataillon. Victor l'avait beaucoup regretté. Parce que le côté humain d'Aimé Thivier était exceptionnel. Les hommes de sa qualité, au front, devaient se compter sur les doigts d'une main. Et encore, quelle main ? Seulement ce qui lui restait de sa main gauche, sans doute !

Il se promit de prendre chaque jour, dans cette main mutilée, et d'observer pendant quelques minutes, la photo d'Aimé Thivier.

Aujourd'hui, il avait appris que son père pouvait reconnaître ses torts. C'était une grande, mais belle, surprise.

*

Avril était bien avancé, la chaleur se faisait plus présente. Mais comme Victor restait encore enfermé dans sa chambre, son père se décida et prit l'escalier.

En entendant les coups frappés à la porte, le jeune homme s'assit sur le lit où il s'était recouché après le petit déjeuner.

— C'est qui ?

— Moi.

Sans attendre la réponse, l'homme ouvrit la porte.

— Victor...

L'homme cherchait ses mots, son fils se taisait.

— Nous serions contents, ta mère et moi, si tu retrouvais un peu d'énergie. Il faut sortir, vivre. Tu ne vas pas rester là, immobile comme ça, tout le temps ?

— ...

— Si tu nous parlais un peu de ce qui s'est passé, ça te soulagerait, peut-être ?

Les joues du garçon s'empourprèrent :

— Tu veux savoir comment ça m'est arrivé. Mais je n'ai pas envie d'en parler. Je ne peux pas. Si je me confiais à quelqu'un, ce ne serait pas toi, ni maman, ni Joséphine. Je ne veux pas que vous sachiez ce qui se passait sur le front. Je peux simplement dire que c'était un vrai carnage. Ils avaient dit que la guerre finirait rapidement, ils nous ont envoyés au massacre. Ils nous y ont laissés pourrir dans la boue. Dans notre merde. Dans notre sang. Maintenant, si la mort n'a pas voulu de nous, nous sommes abandonnés, chacun chez nous, à notre triste sort. Dans nos familles endeuillées ou affligées par notre condition de mutilé.

Maintenant rouge de colère, le jeune ne parvenait pas à contenir ses paroles :

— Ça ne leur a pas suffi que j'aie deux doigts en moins à Bezonvaux... Tant de soldats sont morts que mon régiment a été dissous. Ils m'ont affecté ailleurs... c'est comme ça que je me suis retrouvé dans la Somme, alors qu'ils auraient dû me renvoyer ici. Ça ne leur suffisait pas que les gars soient blessés une fois... s'ils n'étaient pas trop atteints, selon les besoins en hommes, ils les changeaient de régiment et les remettaient dans le feu. Les pauvres bougres se retrouvaient avec d'autres soldats de régions différentes, qu'ils ne connaissaient pas... À Lihons, nous n'arrivions même pas à nous comprendre les uns les autres...

Le plus âgé, main devant la bouche, tournait à présent son regard vers l'extérieur.

— Depuis que je me vois comme ça, j'ai eu le temps de réfléchir, je t'assure. Franchement, longtemps, j'aurais voulu n'être jamais revenu. Quitte à sauter, autant que ce soit le grand pas vers le sommeil éternel. Autant qu'on n'en parle plus.

Son père plongea son regard dans ses yeux :

— Ne dis pas ça ! Aujourd'hui, tu es avec nous, tu arrives quand même à passer de bons moments. Il te faudrait retrouver quelques amis… À eux, tu raconterais ce que tu as vécu… À eux, peut-être tu confierais tes secrets, puisque tu ne veux pas nous les dire à nous !

Victor avait fui les yeux de son père :

— S'ils ont vécu la même chose, peut-être nous en parlerons. Encore que… je pense plutôt que, pour la plupart d'entre nous, nous n'avons plus que le souhait de laisser tout ça derrière nous, de vaincre nos mauvais souvenirs, de penser à des choses heureuses.

Le jeune s'assit au bord du matelas, avec, peut-être, l'intention de se lever. Tout en contournant le lit, son père le suivait du regard.

— C'est normal. À votre âge, vous avez autre chose à vivre… tu comprends bien que je suis triste de te voir comme ça, mais on n'y peut rien. Ni toi, ni moi, ni personne. Nous sommes obligés de faire avec. Je ne suis pas docteur, je n'ai aucun pouvoir, surtout pas celui de réparer ta jambe, ni tes doigts. Mais si je pouvais t'aider, ne serait-ce qu'un peu, ça me ferait plaisir.

— La meilleure aide que tu puisses m'apporter, c'est de me laisser faire les choses à ma façon. Je n'ai pas envie qu'on me rabâche sans cesse que l'on veut m'aider. Je n'ai pas envie que l'on me prenne pour un incapable. C'est ça que je trouve le plus difficile à surmonter, votre réaction… C'est une autre douleur pour moi, de voir que je vous oblige à traverser cette épreuve.

— Même avec tes blessures, tu peux faire beaucoup de choses.

— Moi, je le sais, mais ce n'est pas ce que vous m'avez montré jusqu'à présent. C'est même plutôt le contraire.

— Pardon... Mon fils, mon cher fils !

Le père se pencha vers lui et, pour la première fois depuis son retour, l'entoura de ses bras.

Quand l'étreinte s'interrompit, quelques instants plus tard, chacun des deux hommes offrait au regard de l'autre ses yeux rougis et mouillés de larmes.

— Tu es là, Gustave ?

— Oui, avec Victor. Tu montes ?

Alors que la maîtresse de maison entrait dans la chambre, son mari avait retrouvé sa posture debout, face à leur fils, près de la fenêtre.

— Vous êtes en grande discussion, tous les deux ?

— Je suis venu lui dire qu'il doit arrêter de rester fermé là-dedans des journées entières.

— C'est sûr, ça ! Il faudrait quand même que tu prennes un peu l'air.

— J'apprécierais que vous cessiez de rabâcher toujours la même chose.

— Tu nous fais faire du souci, il faut le comprendre.

— C'est inutile, maman. Ça ne sert à rien de te ronger les sangs. Ça ne fait rien progresser du tout.

— Comme je te le disais, tu as quand même bien des possibilités... Tu nous avais écrit que tu avais appris à faire des paniers. C'est quelque chose que tu pourrais peut-être continuer ? Ça peut faire un joli métier.

— Bonne idée, c'est une activité qui se fait à la maison. Tu n'as pas besoin de te déplacer pour ça... il faut que tu y réfléchisses, Victor.

— Tu peux aussi m'aider à faire beaucoup de choses. Ta main est bien cicatrisée et n'a pas l'air de te faire mal. En tout cas, c'est ce que je crois quand je te vois à table par exemple... Pour le moment, tu pourrais venir avec moi travailler dehors, lorsque je reste dans les parages ; tu pourrais être auprès de moi quand je bricole en bas, me faire passer les outils, par exemple. Plus tard, quand tu auras pris de l'assurance, tu pourras même scier du bois, faire les fagots…

— Pour ça, il faudrait que tu utilises davantage ta jambe artificielle. Elle te permet quand même plus d'aisance dans tes mouvements. Fais-le au moins pour nous, Victor. Pour moi…

La voix était devenue plus larmoyante.

— Ne te mets pas dans des états de tristesse qui ne servent à rien. Geindre ne fait pas avancer les choses.

— Je sais… J'aimerais tellement que ta vie change, mon fils.

— Je sais, maman… Les activités, le travail, je pense que ça se réglera un jour. Même, probablement, dans pas si longtemps que ça. Ce n'est pas ça, maintenant, que je trouve le plus difficile.

— Qu'est-ce qui te chagrine, alors ?

— …

— Dis-nous, Victor. Nous sommes là pour toi, tu sais.

Il balayait le plancher de sa chaussure.

— Je sais bien que je serai seul toute ma vie.

— Tu nous as nous, tu as Joséphine, tu as tes copains…

— Il le sait, tout ça… Ce n'est pas ça qui le travaille…

— Qu'est-ce que c'est, alors ?

— Pff ! Il pense à une bonne amie, à la vie…

— Augustine ne m'a pas donné de nouvelles depuis mon retour.

— Avant que tu partes, nous avions pris une photo de toi avec elle. Tu te rappelles, sans doute. Vous aviez l'air de beaucoup vous aimer, tous les deux. Elle reviendra peut-être dans quelque temps.

— Non, j'ai la sensation qu'elle ne voudra pas de moi.

— Et alors… comme on dit, une de perdue, dix de retrouvées.

— Dix… vu l'état dans lequel je suis ? Je vais plutôt rester tout seul, oui. Ce n'est pourtant pas ce que nous avions décidé.

— Vous vouliez vous marier ?

— Nous en avions parlé… Si elle ne revient pas… je ne trouverai jamais de femme… je resterai vieux gars, comme un con.

— Étant donné le nombre d'hommes qui ont disparu, beaucoup de filles seront contentes d'en trouver un, même blessé.

— Je préfère ne pas m'imaginer en train de me montrer comme ça à une femme, même si nous sommes mariés…

Gustave sourit :

— Ce ne sont pas tes blessures qu'elle regardera, va, quand tu seras seul avec elle…

— Gustave… quand même ! Bon, je n'ai pas envie d'entendre votre discussion d'hommes. Je vous laisse.

— C'est ça, que les femmes sont prudes ! Va réfléchir et pleurnicher en bas. Victor et moi nous avons plein de choses à nous dire…

Madeleine disparut dans la cage d'escalier. Son mari ferma la porte derrière elle. Il souriait.

— Tu te figures, toi, qu'aucune femme ne voudra de toi ? Beau gars comme tu es, ça m'étonnerait !

Victor était devenu tout rouge.

— Beau gars, tu parles ! Avec des doigts et la moitié d'une jambe en moins… J'ignore ce que me réserve l'avenir… si Augustine me rejette, je ne sais pas ce que je ferai.

— Il n'y a pas qu'elle au monde, tu sais !

— Quelle femme accepterait d'épouser un blessé comme moi ?

— Je te l'ai dit, beaucoup. Des milliers et des milliers d'hommes sont morts à la guerre. Tu le sais bien ?

— Que trop ! J'ai vu, j'y étais.

— Les pères, les frères, les fiancés ont expliqué l'horreur que vous avez subie. Beaucoup de filles savent ce que vous avez enduré ! Pour elles, vous êtes des héros, je te dis. Des héros, tu m'entends ?

— Tu parles d'un héroïsme !

— Celles qui sont en âge de se marier en tiendront compte ! Et puis, ce n'est ni avec les jambes, ni avec les doigts, qu'on fait les enfants...

La gaieté et l'humour dans ses paroles. Son fils n'était pas dupe.

— ...

— De toute façon, la France va manquer de jeunes hommes, forcément. Alors si elles veulent des enfants, il faudra bien qu'elles épousent ceux qui restent. C'est humain, ça. C'est la vie, beaucoup de gens ont besoin, moralement, de continuer leur lignée.

— C'est Augustine que je voulais épouser...

— Si elle ne donne pas signe de vie, tu seras bien obligé de t'en accommoder... Allez, souris un peu maintenant. Sors de cet accablement qui ne sert à rien. Et puis, tu n'as pas besoin d'être tout rouge. Je sais ce que c'est, j'y suis passé avant toi...

Victor apprivoisait son nouveau père, qui lui témoignait une vraie complicité. Il se laissa aller à la détente :

— Je devrais peut-être retourner là-haut : je crois qu'après mes blessures à la main, j'avais trouvé une bonne amie.

— Tu vois, tout n'est pas perdu.

— Une infirmière qui faisait mes pansements au poste de secours. Elle m'écoutait, elle m'aidait pendant les repas, elle me coupait ma viande... quand j'avais le bandage. Elle était gentille, compatissante...

— Tu l'aimais ?

— Je n'irais pas jusque-là, non. Mais...

Le visage du fils s'était éclairé. Venait le moment de lui donner un peu de bonheur.

— Tu n'y étais pas indifférent, hein ? Tu en aurais bien fait ton affaire !

— …

— Avoue-le, qu'elle était bien jolie.

— …

— Je sais, je suis ton père, et nous n'avons jamais parlé de ces choses-là ensemble. Tu as fait la guerre, tu es un homme, nous pouvons bien évoquer ce sujet.

— …

— Tu la voyais beaucoup ?

— J'aurais bien aimé être avec elle un peu plus souvent.

— Un peu plus souvent ?

— Elle s'occupait aussi d'autres soldats.

— Ça te chagrinait ?

Victor évitait de croiser le regard paternel.

— Elle te manquait… je vois. Je comprends, tu as… ?

Le père souriait ; un geste de la main et le doigt tendu de quelqu'un qui gronde gentiment un enfant accompagnaient la phrase inachevée.

— Un peu.

En cet instant, son fils semblait heureux. C'était le plus important.

— Raconte…

— …

— Tu ne vois plus tes copains, ce n'est pas à eux que tu vas en parler. Nous pouvons bien avoir une discussion d'homme à homme… Tu crois que ça aurait marché, elle et toi ?

— Elle avait l'air de bien m'aimer… Elle était douce… nous nous sommes embrassés.

— Pas seulement, peut-être ?

— …

Le père savourait ce merveilleux moment où le goût à la vie semblait revenir. Le visage du jeune, quant à lui, faisait plaisir à voir.

— Il faut reconnaître qu'à certains moments, les douleurs atroces à cause de mes doigts coupés étaient un peu atténuées lorsqu'avec ma main, l'autre, je veux dire, je...

— Ne rougis pas, va. C'est humain, tout ça... Tu as bien fait de profiter de cette amourette, dans ce moment si difficile.

— Ça ne m'empêchait pas de penser à Augustine... ça me mettait mal à l'aise, d'ailleurs... C'est elle que j'aime.

Gustave Mercier faisait osciller sa tête de droite à gauche.

— Tu as sans doute raison. Tu trouvais ton infirmière un peu trop... gentille.

Victor haussa les épaules.

— ... Je ne sais pas... peut-être elle croyait vraiment que nous pouvions vivre une belle histoire ensemble.

— En tout cas, elle t'a apporté du réconfort.

— ...

— Il faut savoir profiter des bonnes choses au moment où elles se présentent.

— Augustine, je n'y crois plus... je lui ai fait une lettre, Joséphine a dû la poster.

Ne voulant pas gâcher le bon moment qu'ils venaient de partager, le père ne rajouta rien et disparut dans l'escalier.

*

Victor rêvait. Il avait encore sa jambe. Il moisissait dans une tranchée, dans le bruit, les cris, les blessures, les douleurs, la trouille, la survie. Il se confrontait à sa propre impuissance, à son dégoût de tout, alors que là-bas, quelque part dans sa campagne cantalienne, ceux qu'il aimait profondément s'acharnaient à un travail pour lequel il ne pouvait apporter son aide, puisqu'il était loin d'eux.

Il se tenait debout, face au docteur. Il écoutait les paroles sans vraiment les comprendre, sans même les entendre :

« Vous pouvez apprendre un métier compatible avec votre mutilation. Mais vous réussirez dans cette nouvelle activité seulement si vous acceptez votre appareillage. La prothèse que l'on fabriquera pour vous sera très bien adaptée à votre handicap. » Il n'en avait rien à faire, de ce que disait l'autre. Comment pouvait-il se permettre de lui parler ainsi ? Est-ce qu'il s'était trouvé, un jour sur le front, au plus près de l'ennemi ? Est-ce qu'il était blessé ? Pas du tout ! Alors, ce n'était pas la peine qu'il vienne, avec ses grandes théories, pour lui dicter les actions à entreprendre. Toute personne dont le corps était intact ne pouvait se mettre à sa place, à leur place.

On venait de lui positionner, pour la première fois, son pilon de bois. Il se tenait debout comme ça n'était pas arrivé depuis plusieurs mois. Équilibre brinquebalant, mais équilibre nouveau, tout de même. Un équilibre qui aurait dû être synonyme de victoire. Mais, pour lui, ce n'était pas le cas. C'était, au contraire, l'obligation de reconnaître son nouvel état, sa condition de blessé de guerre. La concrétisation matérielle censée lui faire accepter son nouveau sort.

Aimé Thivier lui apparut avec sa bonne humeur et son sourire. Autour de lui, la nature, le calme, la sérénité, le chant des oiseaux, la beauté des lieux.

Aimé lui tendait quelque chose ; il le prit et... s'éveilla.

Quelques secondes plus tard, il tenait la photo dans sa main mutilée. Avant d'être soldat, celui qui se présentait dans son habit de guerrier avait été un homme. Il était vraiment un homme, il resterait un homme, dans toute son humanité. Victor ne l'oublierait jamais. Il lui suffisait de le regarder pour retrouver un peu d'entrain. Il décida de regarder chaque jour la photo d'Aimé, puisqu'elle l'aidait, incontestablement, à retrouver de la motivation.

Il avait eu la jambe coupée quelques semaines après la blessure d'Aimé Thivier. Ils s'étaient retrouvés au centre médical. Malgré ses propres souffrances, Aimé avait réussi à lui remonter le moral. Par la suite, il était parti, à seulement vingt-neuf ans, à l'École Spéciale Militaire de Saint-Cyr. Un type important, assurément, pour qu'on l'envoie là-bas se réadapter et retrouver une vie professionnelle.

Important, et pourtant si humble.

Cette fois-ci, il regarda la photo dans le détail et la posa bien en vue sur sa commode. Aimé Thivier semblait lui dire : « tu as le choix entre deux choses : avoir une vie, même si elle risque d'être un peu rétrécie, ou faire durer ta mort jusqu'à ta vraie mort ».

Finalement, dans son malheur, il avait la chance d'avoir toute sa tête, en réflexion, mais pas seulement. Physiquement aussi, car il avait gardé son visage d'avant, contrairement à tous ceux qui étaient revenus avec la face en miettes. Pour eux, c'était sans doute bien pire : comment accepter de savoir que l'on ressemble pour toujours à un monstre ?

Il avait reçu une vraie rééducation. Il avait appris la vannerie au centre. Il devait utiliser son pilon. Tout cela représentait ses chances. Et s'il voulait reprendre le travail agricole un jour, comme le lui avait suggéré sa mère, il faudrait bien qu'il se remette en marche. Au lieu de laisser perdre toute l'activité qu'il avait fournie avant de retrouver les siens. S'il restait ainsi oisif – ce qui était le cas depuis plusieurs mois –, il aurait une vie dépourvue d'intérêt. S'il s'intéressait à quelque chose, le temps passerait plus vite.

Il pourrait, au moins, aider sa famille. S'il voulait honorer Aimé et aussi son père, il ne resterait pas ainsi confiné dans une chambre.

Il avait une idée derrière la tête, il ouvrit la porte qui donnait dans le grenier.

*

Au retour du travail, ce soir-là, Joséphine gardait, dans sa poche, la main sur la lettre. Elle avait beaucoup réfléchi et, finalement, préféré attendre : elle ne l'avait pas postée. Car, s'embrouillaient dans son cœur, dans sa tête, dans toute sa personne, beaucoup trop de questionnements, d'hésitation, de rage contre le sort. Au fond, peut-être qu'Augustine aimerait Victor toujours, envers et contre tous. Malgré le mal qui s'était abattu sur lui, malgré la peine, malgré le chagrin, malgré la haine de la guerre qui avait anéanti une partie de son monde à lui, de son monde à elle, et du monde tout court.

Car, avant de partir pour le nord de la France, son frère lui avait confié combien il était fou de cette jeune fille, combien elle semblait l'aimer aussi. La jeune sœur avait compris la démesure de cet espoir infini qu'il nourrissait concernant sa vie future avec Augustine. Pourquoi aller tout démolir quand on ne savait rien ? Inutile de poster la lettre si Augustine n'avait jamais abandonné son amour. Inutile de poster la lettre si les commérages et les railleries entendus concernant la fiancée de Victor s'avéraient infondés.

Quoiqu'il en soit, avant de déclarer à nouveau sa flamme à Augustine, son frère devait retrouver un semblant de vie. Pour l'instant, l'enfermement dans l'accablement et le désœuvrement semblaient être les seuls éléments qui rythmaient ses heures. Elle devait agir pour lui. Elle pouvait poser à son aîné les questions qui l'orienteraient vers un renouveau. Quand ils l'avaient soigné, à l'arrière du front, ils avaient dû lui apprendre les gestes essentiels qui lui permettraient d'avoir, malgré ses handicaps, l'existence la plus proche possible de la normalité. Elle pouvait lui poser les questions dans ce sens, pour l'aider ensuite à reproduire ce qui avait constitué, juste après ses cicatrisations, la rééducation du soldat. Elle pouvait s'informer auprès de lui, pour le guider.

Elle tiendrait compte de la nouvelle situation, elle le soutiendrait, elle prendrait avec lui toutes les cartes en main. Peut-être parviendrait-il à refaire surface. Alors, tout espoir pourrait être permis par rapport à Augustine ou à une autre éventuelle fiancée. Car, même avec les difficultés que cela supposait, il était avant tout un homme.

Et même un bel homme.

Chapitre 6
VICTOR

Premier semestre 1918
Agir ?

Il y avait eu encore une fois les cris du chef pour aller au combat, les aboiements horribles des mitrailleuses, un épouvantable tapage auquel se mêlaient les hurlements de douleur des blessés. Et juste après, l'arrivée d'un obus presque sur lui : la boue qui vole, la projection de son corps dans les airs, puis la chute, le coup du sol.

Est-ce qu'il était mort ? Est-ce que c'en était fini de lui ? Fini les batailles et les combats ? Finie la vie, Augustine, la famille ?

Il était resté là, un moment hébété et inerte, face dans la boue, mains au sol. Peu à peu, lentement, la réalité était revenue. Avec la conscience d'être en vie et une douleur atroce à la main. Malgré le fracas sordide, quelque chose d'irrationnel l'avait poussé : à l'aide du bras opposé, il avait eu la force de se retourner, puis il avait enlevé la terre qui recouvrait son visage, ouvert les yeux, levé le membre souillé par le sol, où la folle douleur lui envoyait des à-coups énormes et lui donnait envie de crier.

L'horreur !

La main n'en était plus une. Les lambeaux de doigts se mêlaient de terre et une sorte de jus marron-rouge s'en écoulait en un filet continu.

Une quasi irrésistible envie de hurler, mais un fort instinct, comme celui de tous et de chacun, qu'il fallait se taire. Ne pas éveiller la conscience de l'adversaire, ne surtout pas montrer qu'on était là. N'importe quel hurlement, de douleur, de frayeur, de détresse, n'importe quel appel au secours aurait pu lui amener les foudres de l'ennemi. Un instant, il avait eu le désir de mourir en paix. L'opposant attendait le moindre cri, pour savoir où diriger ses tirs. Alors, malgré l'intensité, la férocité de ce qui se passait dans ses doigts démolis, il lui avait fallu se taire. Se taire et rester immobile malgré l'idée qui lui traversait l'esprit qu'il fallait éviter que le sang coule, et peut-être ne pas mourir. Rester immobile, silencieux, au milieu de l'horreur, de la terreur, de l'épouvante.

Il demeura là longtemps, hanté par des idées féroces qui ne lui laissaient aucun répit. L'esprit confus, le crâne enfoncé dans un linceul de terre, le corps sans vie, à part cette main qui le harcelait avec des sautes de douleur qui auraient pu lui arracher d'insupportables cris, s'il n'avait pas décidé à l'avance qu'il devait se terrer et se taire. Il était là, dans la boue du champ de bataille, les yeux fermés, en proie à cet horrible mal que lui causaient les élancements au bout du bras.

Avec, aussi, la réflexion et le désir insensé de sauver sa peau.

Il sentit un frôlement le long de sa jambe. Ouvrant les yeux, il aperçut alors, à côté de lui, allongé à plat ventre, les deux mains appuyées de chaque côté du torse, celui qui allait lui apporter de l'aide. C'était Juillard. Un gars de la tranchée, avec qui il avait peu discuté et qu'il ne connaissait presque pas.

— Mercier…

Voulant éviter de se faire repérer, ils chuchotaient.

— Oui.

Les larmes coulaient le long de ses joues. La douleur était folle, il n'avait sans doute plus de main.

— Il va falloir te soigner, tu perds trop de sang…

— J'ai trop mal. Laisse-moi.

— Pas question… apparemment, tu n'as que la blessure à la main. Il faut vraiment que tu fasses tout pour éviter que ça saigne.

— Laisse-moi tranquille, je te dis, j'ai qu'une envie tout de suite, c'est crever.

— Arrête de dire des conneries. Donne ta main, donne ton bras plutôt.

L'autre, avec une fougue énorme, sans se rendre compte qu'il pouvait lui faire mal, avait attrapé son bras et l'entourait déjà d'une bande de tissu solide. Puis il fit un nœud en serrant fort.

— Je t'enverrai des secours.

— Inutile, personne ne viendra. Cache-toi, ne t'occupe pas de moi…

— Tu crois que tu peux marcher ?

La douleur, la fatigue, le mal-être. Et malgré cela, la force de répondre à voix basse :

— Je ne sais pas, je n'ai plus de corps.

— Bien sûr que si. Ouvre un œil, regarde-toi. À part sur ta main, je ne vois pas de sang. Tu peux bouger ?

— …

— Allez, retourne-toi, on va ramper. Tu vas essayer de laisser ta main en l'air. Le sang devrait bientôt s'arrêter de couler.

C'est ainsi qu'à tâtons, avant la tombée de la nuit, ils avaient réussi à atteindre la tranchée. Alors qu'on l'accompagnait à l'infirmerie, il avait croisé le regard du soldat Pierrand, accroupi contre la paroi de bois. Et dans les yeux hallucinés et hagards, il avait saisi, comme exorbitée, sa propre terreur.

Il était longtemps resté au poste de secours.

Longtemps. Assis sur une chaise, avec sa souffrance et un haricot de métal blanc sur les genoux pour que s'écoule le sang de sa main déchiquetée. Longtemps, avant qu'on vienne le chercher pour de vrais soins. Il avait alors été emmené jusqu'à l'ambulance[5] la plus proche, à une dizaine de kilomètres à l'arrière. Le personnel médical, débordé, épuisé, s'affairait. Il avait dû attendre encore longtemps qu'on s'occupe de lui et qu'on l'opère.

C'était vrai qu'au milieu de tout le fracas, la peur était immense, insurmontable, incontrôlable. Comment avait-il fait pour avancer malgré cette incessante terreur qui tiraillait les émotivités dans tous les sens ? Comment avait-il réussi à traverser toutes ces atrocités avec un poids épouvantable et intransportable sur le cœur, sur le corps et dans le ventre ?

De quoi se plaignait-il, il était vivant ? Il avait réussi à s'extirper de ces horreurs qui auraient pu les conduire tous à la sédition.

Ceux qui se révoltaient le faisaient en silence. Animés d'une rébellion interne, ils s'enfuyaient, c'était tout. Avec l'espoir de ne pas être repris.

Il ne souhaitait la mort de personne, mais il pensait quand même à quelqu'un qu'il connaissait bien, quelqu'un qui, sous ses allures de crâneur, avait une bonne raison de vivre dans la honte.

---

5 Le chirurgien Maurice Marcille (1871–1941) décida de créer des hôpitaux mobiles avec salles d'opération. Les chirurgiens pouvaient opérer au plus vite. C'est ce que l'on a appelé l'« ambulance chirurgicale automobile », ou « autochir ».

Rien que parce qu'il avait traversé les pires atrocités sans fuir, rien que pour la fierté d'être encore vivant et de pouvoir se regarder en face – ce qui n'était pas le cas de tous – il lui fallait sortir de sa langueur et de son désœuvrement. Quelqu'un vivait non loin de lui, dans la petite cité, et ne le méritait pas vraiment. Beaucoup avaient été fusillés, là-haut, sur la ligne du front, pour avoir déserté. Certains d'entre eux avaient pourtant crié leur innocence, puis fait preuve de courage jusqu'à la dernière seconde, refusant au moment de la mort, le bandeau qu'on leur proposait de mettre devant les yeux. Mais celui à qui il pensait était né avec une cuillère d'argent dans la bouche et, en plus, sous une bonne étoile.

*

Lui devait travailler. Contrairement à l'autre qu'il détestait encore davantage, depuis qu'il avait été témoin de sa poltronnerie.

Lui refusait de n'être qu'une bouche de plus à nourrir.

Avant, c'était lui, Victor, qui taillait et assemblait les menues branches, qui les ficelait et en faisait les fagots pour alimenter la cheminée en hiver. C'était lui qui allait chercher les meules de foin à la grange pour remplir les mangeoires des bêtes. C'était lui, le plus jeune homme de la famille, qui montait sur le char à la saison des fenaisons…

Sa tête était remplie de « c'était-lui-qui ». Depuis bien longtemps, il n'avait fait que se morfondre et attendre, dans une passivité honteuse. Il était devenu un nul, un bon à rien, un fainéant. Juste un fardeau !

Au lieu de rester dans le désœuvrement, il aurait pu éplucher les pommes de terre, laver la salade, donner aux poules… Des activités de femme !

Ce n'était pas parce qu'il était blessé qu'il allait se contenter de ce genre de tâche ! Il pouvait se déplacer, il s'habituerait à faire les choses avec seulement trois doigts à la main gauche. Demain, il descendrait voir les bêtes, quand son père travaillerait à l'établi. Il le seconderait, il essaierait de scier des planches, de planter des clous. Il faudrait aussi qu'il se remette à confectionner des paniers.

Pour commencer, ce soir après le repas, il irait seul faire un tour dans la nature. Le crépuscule, après ces journées longues et ensoleillées de printemps, pouvait être un réel ravissement.

*

Le repas terminé, son père s'en fut vaquer à des occupations agricoles. Victor remonta pour s'allonger sur son lit. Cette satanée douleur était revenue.

Depuis quelque temps, il s'adonnait à ses expériences sportives ; il décida d'accorder un autre moment au mieux-être physique. Il gardait un souvenir appréciable de ce qu'il avait vécu la première fois. L'exploration des gestes lents qu'il pouvait faire, cette concentration sur lui-même et sur ses capacités. Il explora chacun de ses membres, prit conscience du résultat du mouvement, eut envie d'aller plus loin. Au fur et à mesure que les exercices se faisaient, en conscience, il se rendait compte qu'être dans le présent était beaucoup plus positif que de se centrer sur les choses difficiles du passé.

Il avait ressenti des douleurs dans sa jambe absente. Elle était ankylosée. Il se mit à la bouger pour réduire sa souffrance.

Ce n'était que de petits mouvements mais il souhaitait les refaire de manière régulière parce qu'ils le soulageaient. Mais, en même temps, il se rendait compte qu'il devait bouger davantage pour être prêt à aider pour les travaux... il allait se mettre à faire du vrai sport. Ce serait comme une véritable rééducation ; ça demanderait beaucoup d'efforts, d'autant plus qu'il serait probablement surveillé dans ses avancées par les autres personnes de la famille :

sa mère était au courant puisqu'elle l'avait surpris en pleine gymnastique, la première fois, dans sa chambre.

Ce serait dur, mais il se décida. Que pouvait-il faire d'autre ? Être inactif toute la journée ne lui convenait plus vraiment. Il se mit à accélérer ses exercices, ce n'était pas seulement de lenteur, dont il avait besoin, il faudrait qu'il soit fort pour aider aux fenaisons.

Bras à la verticale, paumes de main face-à-face, sur les côtés, en haut, en bas, en haut… Une, deux, une, deux !

En même temps, il réfléchissait : qu'allait-il bien pouvoir faire de sa vie ? À force, il serait musclé, mais ensuite ?

Bras à la verticale, descendre les mains sur l'avant, à l'horizontale, en haut, à l'arrière. Devant, derrière, devant…

Les muscles bandés, les biceps en alerte. Les fenaisons, c'était dur. Il en avait des souvenirs de journées harassantes. Une, deux, une, deux…

Les jambes aussi, il fallait les faire bouger. Enfin, ce qu'il en restait.

Un éclair dans sa mémoire, un obus, une vision de la guerre. Fini !

En finir avec toutes ces images, ces cauchemars, ces affreuses boucheries, ces horreurs. Ne plus y penser. Comment se sortir ces atrocités de la tête alors qu'elles s'imposaient sans cesse ? Tout lui rappelait son sort.

Il aurait pu mourir.

Mourir !

Mourir serait la solution. Mourir pour ne plus penser. C'en serait fini des horribles souvenirs, mais aussi de la peur de l'avenir.

Finie, la vie de merde qui l'attendait.

Les bras se levaient et s'abaissaient : une, deux, une, deux.

Il s'interrompit : il entendait parler en bas. Sa mère était restée seule, pourtant. Les parents n'attendaient personne aujourd'hui. L'oreille tendue, l'ouïe aiguisée. Un homme discutait avec sa mère. Une voix qu'il ne distinguait pas bien, masculine assurément, plutôt jeune.

Les prémices du printemps avec le retour de la vie, la clarté, le ciel lumineux, le chant d'un oiseau, les couleurs… tout cela aurait dû apporter des étincelles de gaieté dans le cœur de Victor. Mais tout de suite, il n'était pas d'humeur à rire : cette présence, à l'étage en dessous, le préoccupait. Comme s'il pressentait que quelque triste événement allait se produire. Sans qu'il mette pourtant un nom sur cette voix.

À part les membres de sa famille, il n'avait vu âme qui vive depuis son retour et il espérait bien que ce serait ainsi longtemps. Il n'avait qu'une envie : rester tranquille, ne voir personne. Ne penser qu'à lui, à son sport et à sa jambe…

Il quitta le lit. À l'extérieur, le chêne lui envoya l'image de sa silhouette verdissante et forte. Sans bruit, il tourna la poignée de la porte. Dans l'entrebâillement, il prêta l'oreille.

Il n'eut pas le temps d'aller plus loin dans son investigation de reconnaissance. Un petit bruit. Et la porte en bas de l'escalier laissa passer le jour. Il recula, de peur d'être vu.

— Victor ?

Se taire.

— Victor ? Il y a quelqu'un pour toi.

Se taire. Se cacher ?

Puis :

— Montez, jeune homme. C'est juste en haut, la porte à gauche.

Pas le temps de se cacher. Bien obligé d'accepter, il ouvrit grand pour apercevoir la longue barbe qui arrivait bientôt à son niveau.

Ange Dallaire !

Il tressaillit. Qu'est-ce qu'il venait faire ici, celui-là ?

Les cheveux peignés en arrière, le front dégagé, les yeux rieurs, les joues remplies, le sourire sur la moustache et cette barbe hors du temps.

Victor savait qui se cachait sous ces airs de bonhomie. Il n'aimait pas ce garçon et pour cause !

— Bonjour Victor.

— Bonjour.

— J'ai entendu dire que tu es revenu blessé. Alors, je viens te faire une petite visite.

Il posait son regard sur les membres inférieurs de celui qui attendait qu'il arrive à l'étage.

— Tu dois beaucoup souffrir.

Il devait jubiler, c'était sûr. C'était tout à fait son tempérament.

— Je te plains vraiment.

— Si tu viens pour t'apitoyer, tu peux rentrer chez toi. Je n'ai pas besoin de ton sourire hypocrite.

— Je ne viens pas pour m'apitoyer sur ton sort, mais reconnais que ce n'est pas facile d'avoir face à moi cette image de toi avec une jambe en moins.

— Celui pour qui c'est le moins facile, c'est sans doute moi. Les pleurnicheries des autres, ça ne fait pas avancer les choses.

— Je comprends bien. Mais comment comptes-tu avancer, justement ?

— Comme je pourrai. Je suis en train de travailler, à ma façon. Une chose est sûre, je ne vais pas rester là toute ma vie, enfermé dans cette chambre sans rien faire.

— Ce sera difficile probablement... Mais je te comprends...

— Non tu ne me comprends pas. D'ailleurs je ne crois pas tes balivernes, tu te fiches complètement de moi et de ma vie !

— Si je suis venu, c'est que j'ai un intérêt à cette visite.

— Je me demande bien ce que tu as dit à ma mère pour qu'elle te laisse monter jusqu'ici !

— Ta mère, elle t'aime. Elle a envie de te voir sortir, penser à autre chose que tes douleurs. Elle m'a juste dit qu'il y avait bien longtemps que tu n'avais vu personne à part ta famille. Et que ça te ferait du bien d'avoir une visite.

— Tu étais la dernière visite à laquelle je m'attendais. Je dirais même que ce n'était pas celle que je souhaitais... Tu peux me dire ce qui t'amène, au juste ?

— Ce qui m'amène ? Une information bien particulière. Enfin pour toi ! C'est Augustine qui m'amène, figure-toi, ta bonne amie d'avant la guerre.

Victor se sentit passer par toutes les couleurs de l'arc-en-ciel. Qu'est-ce qui avait bien pu arriver à Augustine ? Pourquoi ne l'avait-il pas vue depuis son retour ? Il aurait dû prendre de ses nouvelles, mais il ne souhaitait pas qu'elle le voie ainsi.

Conscient que celui qui l'observait était à l'affût de toute expression de malaise qui pourrait apparaître sur son visage, Victor se ressaisit. Cependant, l'inquiétude n'avait pas échappé à Ange qui ajouta :

— Oh, ne t'en fais pas, je ne pense pas qu'il lui soit arrivé grand-chose ! Ou en tout cas, s'il lui est arrivé des choses, ça ne doit pas être bien grave. Je crois bien qu'elle exagère quand même... Enfin envers toi, elle n'est pas très droite. Je croyais que vous vous étiez promis le mariage. Et aujourd'hui, si toi tu t'en fais pour elle, je n'ai pas beaucoup l'impression qu'elle se fasse du souci pour toi.

— Pourquoi tu dis ça ? Ne critique pas Augustine, d'accord ?

— Loin de moi l'idée de la critiquer, mais j'ai l'impression qu'elle exagère, je ne peux pas te l'affirmer, mais il me semble qu'elle fréquente Anastase. Ça ne fait pas bien longtemps... Mais c'est vrai, je crois.

L'autre était juste venu lui annoncer que son ancienne petite amie l'avait abandonné. Ce n'était pas possible. Il n'y croyait pas. Elle l'avait aimé, lui, Victor, et elle l'aimait encore, c'était sûr : ils s'étaient promis de se fiancer. Elle n'avait pas pu se laisser séduire par Anastase. Pas elle !

Il n'avait plus envie d'écouter celui qui était ici seulement par méchanceté. Dépité, il lança :

— Eh bien, tant mieux pour elle. Car dans l'état où je suis, elle ne voudrait plus de moi de toute façon.

Son interlocuteur émit un rire sonore et, tout en parcourant la chambre du regard, il rétorqua :

— Dis donc, tu me surprends ! Je ne pensais pas que tu accueillerais cette nouvelle avec, disons… autant d'indifférence ! Vu comme tu en parles, je suppose que tu ne devais pas vraiment tenir à elle, toi non plus !

Les deux derniers mots, volontairement bien placés, laissaient clairement entendre à Victor qu'Augustine ne l'avait pas aimé.

Qu'en savait-il, l'autre, de la profondeur de leurs sentiments ?

— Tu dis ça, mais tu ne sais pas ce que nous ressentions l'un pour l'autre.

— Tout ce que je sais, c'est ce que je t'ai dit.

— Si ce sont là toutes les nouvelles que tu m'apportes, tu n'avais pas besoin de te déplacer. Tu peux t'en aller.

— À vrai dire, je venais aussi pour t'apporter mon aide.

L'autre arborait son rire narquois. Décidément, sa méchanceté d'avant-guerre était intacte. Normal, pourquoi aurait-il changé ? Vu son état, il n'avait pas été mobilisé. Il était juste venu pour attiser les souffrances de sa victime.

Ne rien montrer, rester calme.

— Ton aide ? Pour quoi faire ?

— Je ne sais pas, moi. Pour descendre, pour sortir ?

— J'ai ma famille, pour ce genre d'aide.

— Tu vas te remettre au travail, tu dis ?

— Il va bien falloir que je m'active un peu ! Ce sera mieux pour moi. En plus, mes parents et ma sœur seront contents de me voir occupé à quelque chose.

— Tu devrais pas !

— Pourquoi ?

— Parce que c'est bien de se faire dorloter et de se faire nourrir sans effort, non ? Se laisser vivre, regarder trimer les autres, rencontrer les copains, boire un coup, être heureux… c'est tout ce que j'ai à faire.

— Pour moi, ce ne sont pas des bonnes manières. Je ne souhaite pas être comme toi ; je n'ai pas envie de me sentir inutile. Il y a des personnes handicapées qui font beaucoup de choses.

— Comme qui, par exemple ?

— Mon grand-père, qui avait été soldat pendant la guerre de 1870. Et un gradé que j'ai connu au front, quelqu'un de très humain.

— C'est lui, là ?

— Oui. Un homme merveilleux, compréhensif, plein de qualités, comme il en existe peu, sans doute. Aucune méchanceté, de la délicatesse…

Victor hésita, mais ne put s'empêcher d'ajouter :

— En fait, tu es juste venu m'enfoncer un peu plus. Maintenant, je te demande de me laisser. Je n'ai pas envie de t'entendre. Je veux continuer ce que j'avais commencé avant que tu arrives.

— Qu'est-ce que tu faisais ?

— Du sport. J'essaie de me remettre en forme, pour envisager de ne plus être une bouche à nourrir. Contrairement à toi, je veux aider ma famille, moi.

Celui qui portait si mal son prénom éclata d'un rire sonore :

— Eh bien, tu as du pain sur la planche, comme on dit… Bon, je vais m'en aller, puisque tu me le demandes… Si tu rencontres Augustine, ne te mets pas trop en colère, c'est pas de sa faute à elle, si elle est amoureuse d'Anastase… Au revoir.

— C'est ça, fous le camp. Merci de tes encouragements.

C'était la méchanceté personnifiée, un fou, un cynique, un malhonnête peut-être, en plus d'un fainéant !

L'autre parti, Victor se réinstalla sur son lit pour reprendre ses mouvements. Mais, il avait beau vouloir l'oublier, la révélation que venait de lui faire le visiteur le travaillait. Ça le rendait malade d'imaginer Augustine dans les bras de ce crétin d'Anastase. Car une fille sympathique et simple comme Augustine méritait bien mieux qu'un gars qui se mettait en avant en toutes circonstances ! Elle ne pouvait pas être heureuse en restant avec lui.

Il n'avait même pas essayé de la joindre depuis son retour de la guerre. Il avait sans doute eu tort. Comment pouvait-il, à présent, faire en sorte qu'elle l'aime encore ? C'était fini, tout ça. Jamais il ne connaîtrait l'amour. Quelle femme pourrait s'attacher à un handicapé comme lui ?

Il devrait pourtant, s'il avait confirmation un jour qu'elle était la petite amie d'Anastase, faire quelque chose pour la sortir des griffes de cet orgueilleux personnage.

La situation nouvelle le révoltait. Une sorte de dégoût lui vint au cœur. Avant qu'il ne s'en rende compte, il avait sorti le seau de la table de nuit et évacué son repas en une expulsion amère et pitoyable.

Il se réinstalla sur le lit et demeura longtemps immobile, abasourdi. Habité par l'image de ce qu'il était devenu, jambe en moins, doigts en moins, cœur arraché. Bien piètres fragments d'un pauvre gars torturé, abandonné à son malheur.

En proie à sa détresse, il fut soudain envahi d'un pressentiment qui lui fit faire, du regard, le tour de sa chambre. L'armoire, la chaise, le lit, le chevet, la porte vers la soupente, la commode !

Son sang se figea alors dans ses veines !

CHAPITRE 7
VICTOR

PREMIER SEMESTRE 1918
PEURS ET COLÈRES

Joséphine ne travaillerait pas le lendemain, ce serait un jour sans voir Monsieur Guiraud et les enfants auxquels elle s'attachait de plus en plus ; ce serait un jour en famille. Est-ce qu'elle pourrait aider son frère ? Elle avait envie de faire quelque chose pour lui rendre la vie plus confortable ? Demain, elle passerait du temps avec lui. Elle l'aimait tant. Elle désirait en savoir plus. Depuis qu'il était revenu, elle n'avait rien montré, mais avait réellement souffert, au fond de son cœur, de la détresse de son aîné. Il était tellement renfermé, tellement solitaire. Peut-être en lui posant quelques questions sur la rééducation qu'il avait eue au centre de soins, elle apprendrait comment elle pourrait, elle, lui apporter son soutien. Pas seulement moral, mais en actes. De quoi pouvait-il bien avoir besoin ?

Cette situation, qui n'était plus nouvelle maintenant, lui faisait peur. Au fur et à mesure que le temps passait, elle apprivoisait cet être bien différent qui était venu se réinstaller à la maison. Pour toujours sans doute. Ses silences, ses visages fermés, ses béquilles, sa vie de reclus. Au début, elle l'avait regardé comme un étranger, comme un inconnu. Ne sachant quelle attitude prendre vis-à-vis de lui, ne sachant s'il fallait lui parler ou se taire, ne sachant, tout simplement pas que faire. Il y avait eu les regrets qu'il soit parti, la tristesse de la séparation, et aussi, malheureusement, celle du retour. Sa propre détresse, mais aussi celle de toute la famille. Les non-dits, l'horreur imaginée, les terreurs subies par le frère.

Tout cela, à présent, faisait place à un questionnement. Il avait fallu faire partir la colère contre le sort, et faire venir l'envie de communiquer à nouveau avec lui. Quelle serait la vie de son frère, comment pourrait-elle apporter son soutien ? Sinon son aide ? Forcément, la vie serait différente de ce que chacun avait envisagé avant.

Il y avait eu l'amour pour Augustine. Elle avait appris aujourd'hui que ce serait fini. Tout cela était du passé et Victor ne le savait pas. Lui qui avait semblé être si attaché à Augustine, auparavant !

L'amour était quelque chose que chacun semblait attendre avec impatience. Elle ne connaissait pas ce sentiment. Pas encore. Elle se doutait bien que ça devait être bon, magnifique. Elle sentait même poindre en elle, au jour le jour, chaque fois qu'elle se rendait au travail, quelque attirance pour ce monsieur, son patron, que dans son for intérieur, elle appelait Antoine.

*

Victor resta un moment immobile, l'esprit à l'envers, la tête à l'envers, le cœur à l'envers. Puis peu à peu, il se reprit. Un mélange d'indomptables émotions contradictoires montait en lui.

En un bond, il fut debout. Une fraction de seconde pour réaliser que cette gymnastique à laquelle il s'adonnait depuis quelque temps n'était pas vaine. Puis il se sentit comme projeté vers celle qu'à présent, il considérait comme coupable.

Il ouvrit la porte. Pourquoi donc sa mère avait-elle accueilli Ange Dallaire ? Il avait mieux à faire que d'entendre cet imbécile, ce fainéant, ce sale type. Il fut traversé d'une envie de tout casser, donna un coup de poing dans le chambranle de la porte et prit l'escalier. En pénétrant dans la pièce cependant, il se força à garder son calme :

— Pourquoi tu as laissé monter cette espèce d'imbécile ?

— Parce qu'il y a longtemps que tu n'avais vu personne. Depuis que tu es revenu, tu n'es pas sorti. Tu n'as vu que nous, ton père, ta sœur et moi. Alors, j'ai pensé que ce serait bien de…

Elle n'eut pas le temps de terminer sa phrase.

— Tu vois, peut-être un jour je serai prêt à rencontrer des gens à nouveau. Mais là, aujourd'hui, je n'en avais pas du tout envie. Si j'avais dû aller voir les copains, ça n'était certainement pas Ange Dallaire, je ne peux pas le voir. Tu sais bien qu'il traîne avec ce crâneur d'Anastase Corbinte. Il est juste venu pour me saper le moral.

— Mais, je vois bien que tu as besoin d'aide, Victor…

— Peut-être, j'ai besoin d'aide… Figure-toi que je n'en suis même pas sûr. Tu n'as pas l'air de t'imaginer, mais ce que je veux, c'est être seul, réfléchir, m'habituer. Être seul. Tu entends ? Tu sais ce que ça veut dire ? Qu'on me foute la paix !

— Mais nous sommes là pour toi…

— Eh bien, si vous êtes là pour moi, tant que je ne demande rien, ne venez pas vous mêler de ma vie ! Je n'accepte pas ce que tu as fait aujourd'hui. Tu n'as qu'à t'occuper de tes oignons, et me laisser vivre tranquille. Si j'ai besoin d'aide, je vous le dirai. Je suis assez grand pour savoir ce que je veux. J'ai mon discernement, il me semble ; je ne suis pas idiot. Personne n'a le droit de régler mes problèmes à ma place. C'est à moi, de gérer mon malheur, pas à d'autres. Alors, à partir de maintenant, tu me fous la paix, tu me laisses tranquille, tu ne te mêles pas de ce que je fais, d'accord ? Le jour où j'aurai envie de rencontrer des amis, j'irai voir ceux dont je suis sûr qu'ils ne me démoliront pas un peu plus. Sur ce, je vais remonter dans ma chambre.

Madeleine, penaude, ne répondait pas. Victor s'apprêtait à regagner son antre, puis se ressaisit :

— Au fait, la photo que j'avais posée sur la commode a disparu.

— Je ne l'ai pas prise.

— Je m'en doute, elle y était avant qu'il arrive... Eh bien tu vois, non seulement il est venu me faire chier, me dire des choses que je n'avais pas envie d'entendre, me saper le moral, mais en plus, il m'a fauché la photo. Tu appelles ça un ami, toi ? J'ai bien là la confirmation que c'est une véritable ordure. Je le déteste, lui et sa bande. Et tout de suite, toi aussi je te déteste. Vous m'emmerdez tous avec vos conneries. Occupez-vous de vos affaires.

Laissant sa mère complètement sidérée et pleine de regrets, il regagna la cage d'escalier et claqua la porte.

Elle se promettait déjà de lui faire des excuses.

*

Qu'est-ce qu'ils avaient tous à s'occuper de ses affaires ? Pourquoi voulaient-ils qu'il fasse ceci ou cela ? Pourquoi lui imposait-on des visites dont il n'avait que faire ? Pire, on faisait venir ceux qui lui voulaient du mal jusque dans sa chambre. Des adversaires, des voleurs !

Est-ce que les choses changeraient un jour ? Comment arriverait-il à se libérer la tête de tout cela et à penser enfin à autre chose ?

Dehors, le temps était magnifique. La pluie légère mais presque continue des derniers jours avait fait pousser l'herbe et tout resplendissait de verdure. La période des foins, puis celle des moissons seraient vite arrivées. Il fallait qu'il se dépêche de faire son sport, s'il voulait aider pour les fenaisons.

L'autre imbécile était venu, lui avait dit qu'il n'arriverait à rien faire ?

Eh bien si, il allait s'y remettre, il allait s'entraîner, il allait reprendre la rééducation qu'il avait eue, celle qu'on avait donnée aux agriculteurs blessés.

Il se plaça devant le miroir : c'était vrai qu'il avait un visage agréable, c'était vrai qu'il pouvait plaire aux filles. Rose le lui avait bien laissé entendre... Il observait son corps bien proportionné, agréable à regarder, charpenté, avec des épaules robustes, rebondies, protectrices... C'était sûr qu'à côté d'Ange Dallaire, il avait tout pour lui, tout pour plaire.

Le handicap ne l'empêcherait pas de vivre. Il ne reculerait plus.

Se remettre au sport, pour éviter de ramollir. Il avait de la vigueur, il s'était levé d'un bond avant de descendre voir sa mère. Le travail du corps l'aidait, à n'en pas douter, lui donnait de la force physique, mais aussi restaurait son mental. Ne pas avoir fait tous les efforts pour rien. Se muscler encore, s'entraîner pour le travail, et surtout, pour Augustine...

Ou pour une autre.

Avant de partir à la guerre, c'était souvent directement par le grenier qu'il rejoignait son père, pour travailler à l'étable. S'il voulait reprendre cette habitude, il faudrait envisager de poser les béquilles. Chose malaisée, tout de même. Il traversa le palier et se planta en haut de l'échelle de meunier. Comment pouvait-il faire, maintenant, pour la descendre ? Une envie ? Un désir de progrès ? La concentration ? L'acharnement ? Allez, Victor, réfléchis !

L'autre avait voulu lui porter un coup au moral ? L'autre lui avait volé son porte-bonheur ? Eh bien tant pis, il écrirait à Aimé Thivier pour lui demander une autre photo, s'il le fallait. Parce qu'à compter d'aujourd'hui, cet homme devait être son exemple, son modèle, sa marche à suivre. Il ne se laisserait plus abattre. Le mauvais Ange n'allait quand même pas lui saper le moral et la vie qu'il s'appliquait, depuis quelque temps, à améliorer.

Sa mère avait fait quelque chose d'inacceptable, il lui en voulait, mais son immobilité à lui avait été à l'origine de cette erreur.

Quant à Augustine, si elle ne revenait pas, c'était que, peut-être, il s'était mépris, la concernant.

Il se remit à sa gymnastique.

*

Tout en avançant dans son tricotage, Madeleine Mercier se rappelait la colère de son fils. Finalement, il avait sans doute envie de tout décider lui-même. Et si pour l'instant aucun progrès réel n'était visible, peut-être en réalité était-il en train de réfléchir, de se construire quelque chose pour l'avenir. Et si c'était le cas, c'était plutôt bon signe.

Certes, la situation dans laquelle se trouvait son fils, à présent, était inacceptable. Mais y avait-il des solutions ? Rien ne pouvait effacer le passé.

Lorsqu'il était en permission, Tonin, un bon copain de Victor, avait pris la peine de venir jusqu'au domaine de Rochecombe pour donner des nouvelles. Il était resté très évasif sur ce qui se passait là-haut. Ça aurait dû lui mettre la puce à l'oreille ; elle aurait dû se douter que la guerre était inconcevable. Mais au lieu de ça, elle s'était contentée de la joie d'avoir des nouvelles.

Quand Tonin avait franchi le seuil de la maison, Madeleine en avait été si heureuse qu'elle avait sorti son plus beau service. Elle ne s'était pas rendu compte, au cours de leur conversation, de l'enfer que les soldats vivaient là-haut. Et pourtant, c'était clair. Sous-entendu, mais évident.

Elle n'avait pas vraiment cru ce qu'il lui avait dit. Aujourd'hui sa mémoire était pleine de bribes de leur conversation.

Tonin avait parlé de sa crainte d'être sur le front ; il avait insisté sur le fait qu'il devait cacher son désir de ne pas y retourner. Il avait parlé d'enfer, d'existence épouvantable dans la boue avec les rats, de bruit infernal. Il avait évoqué la peur incontrôlable. Et comme il n'avait pas donné de détails, elle avait laissé passer les mots sans prendre réellement conscience de leur signification. Il avait aussi fait allusion à ceux qui se faisaient blesser pour pouvoir être exemptés, aux déserteurs qui, repris, étaient fusillés.

Elle avait juste dit à son mari qu'il était venu leur donner de bonnes nouvelles.

Il faudrait qu'elle demande à Victor s'il savait où était Tonin aujourd'hui. Elle espérait qu'il n'avait pas été blessé aussi.

Les copains de jeunesse, c'était fini : Victor ne voulait pas sortir.

C'était Tonin qui devait venir voir Victor, pas les gars que Victor n'aimait pas. Elle n'aurait pas dû laisser monter Dallaire.

Il faudrait qu'elle fasse des excuses à son fils.

*

Il venait de se réveiller. La fenêtre éclairait la pièce d'une merveilleuse lumière. De son lit, il distinguait, dans l'angle d'un carreau, un morceau de ciel d'azur. Il se leva. Pas un nuage ! Ce temps de juin était réellement enchanteur. La beauté du monde, les couleurs éclatantes de la nature dont il n'avait pas profité depuis longtemps, le magnifique pépiement des oiseaux. Une féerie, un appel !

Il en avait assez de rester ici, il en avait assez du noir, de la tristesse et du vacarme assourdissant de la guerre, qui lui taraudait sans cesse la mémoire. Occuper son esprit à autre chose ? Un dégoût de l'enfermement lui souleva un instant la poitrine. Une répulsion pour cet espace ! Prendre l'air lui ferait probablement du bien ? Tout l'attirait au-dehors.

Changer les habitudes, pour une fois ? Joséphine était au travail, leurs parents absents pour l'après-midi. Il était seul, c'était le moment.

Le moment ou jamais !

Tant pis pour les risques. Il se leva avec une folle idée. Malgré la présence nécessaire des béquilles et l'inconfort qu'elles représentaient, il avait l'impression que tout lui souriait. Une profonde envie de quitter l'intérieur, de s'échapper, de se fondre dans les éléments.

Cette soif de liberté dépassait tout. Malgré les difficultés que cela supposait – ses mouvements étaient plus libres à la fin de la rééducation –, il descendit jusqu'à l'étable. Là, sur les étagères fixées à une des parois qui fermaient le coin des poules, se trouvaient les semis de fleurs qu'avait réalisés sa mère dans le courant du mois de mars. Le vieux tablier de devant était suspendu au clou. Il dut abandonner les béquilles le temps de l'ajuster puis de le nouer dans son dos. Il alla ensuite jusqu'à la grande boîte de bois où étaient rangés les outils de jardin, et plaça dans les diverses poches la petite griffe, la petite pelle, le plantoir. Un souvenir de son enfance se fit jour dans sa tête et ouvrit un sourire sur ses lèvres : il s'était fait réprimander, petit, pour avoir détruit tous les plants de salade, un jour de colère où il les avait piétinés. Aujourd'hui bien sûr, vu son état, ce serait impossible, mais jardiner allait être un vrai plaisir, son défi du jour.

« Défi du jour », voilà qui était intéressant ! Devrait-il se faire une promesse au quotidien ? Il souhaitait déjà réaliser celle d'aujourd'hui.

Le tablier, les outils. Il se dirigea jusque derrière la maison. Personne ! Il pourrait accomplir sa tâche en toute tranquillité. Son exploit ! Il en avait déjà le cœur en joie.

De l'autre côté du potager, le pommier promettait une belle récolte. Il fit le tour des diverses plates-bandes, essayant de se remémorer les endroits précis où sa mère plantait les différentes variétés de fleurs. Ainsi, il sut exactement où il accomplirait son œuvre. Il y posa les outils : vu ses difficultés pour se déplacer, il devait s'en débarrasser avant d'aller chercher les plants.

Lorsqu'il releva la tête, il eut comme un étourdissement. Des lumières partout devant ses yeux. Le monde tournait à n'en plus finir. La nausée. Debout, au milieu de tout ce renouveau, il devait reprendre ses esprits, attendre, immobile, pendant de longues minutes. La normalité revint peu à peu, l'estomac retrouva son répit, les choses, leur place.

La nature s'affairait : les insectes, les oiseaux, la petite brise et le frémissement des feuilles, la chaleur du soleil sur ses épaules. Comme il était bien !

Il faudrait qu'il pose la planche au sol. Pour deux raisons. D'abord, planter les fleurs en une ligne droite, mais aussi, s'y installer pour effectuer sa tâche.

Elle était adossée au mur de la maison. C'était celle que ses parents utilisaient entre les rangs pour éviter de piétiner et tasser la terre. Large, déjà grise d'avoir vécu longtemps dehors. Victor alla jusqu'à elle, la fit glisser et elle tomba lourdement. Il devrait la pousser jusqu'au bord du carré où il ferait les plantations. Mais pour l'instant, il allait retourner chercher la caisse où se trouvaient les pots.

Devant la maison, presque à la porte de l'étable, il se trouva nez à nez avec Joséphine qui revenait du travail. L'après-midi était passé vite, il avait dormi presque une heure et dans le jardin, avait pris son temps, d'abord pour observer les plantations déjà réalisées, puis pour se ressaisir de son étourdissement. Pour laisser aussi venir les souvenirs qui, pour une fois, ne l'avaient pas anéanti.

— Tu es descendu de ta chambre ?

Il arborait un large sourire. Un vrai bonheur de le voir ainsi.

— Ça fait plaisir de te trouver à l'extérieur. Vu le beau temps, tu as raison.

— Oui, j'ai eu envie de sortir… Dis, petite sœur, j'aimerais que tu m'aides.

Jamais il ne l'appelait « petite sœur » ! Un événement ! Du changement. C'était inespéré.

— Si je peux… Attends, je vais poser mes affaires et j'arrive.

Quelques secondes après, elle le suivait dans l'étable. Il désigna l'étagère à hauteur de la fenêtre où toutes les plantules se tournaient vers la lumière.

— Il faudrait que tu m'apportes cette boîte avec les pots, je ne peux pas le faire tout seul. Tu peux l'amener au jardin, s'il te plaît ?

— Tu vas faire le jardin ?

— T'occupe…

Un sourire sur le visage !

— Bon, on y va…

Elle l'accompagna, heureuse. Assurément, la journée magnifique, le ciel d'un bleu sans tache, la luminosité sans faille, ça donnait du baume au cœur. Son frère était enfin différent, le visage souriant, les traits détendus. La vie reprenait-elle le dessus ?

Quelques minutes après, elle déposait la caissette à l'endroit qu'il lui avait indiqué. Puis elle alla chercher le morceau de bois.

Elle l'observait, admirative.

Il laissa tomber une béquille, tendit son pivot de bois en avant et plia doucement l'autre jambe. L'exercice physique était utile : avec les muscles de sa cuisse et de son ventre, il pouvait retenir tout son corps pour éviter de s'affaisser. Bientôt, il fut assis sur le sol et, d'un appui des bras s'installa sur la planche. Il attrapa la caissette que tenait Joséphine et la mit sur ses cuisses. Puis il sortit les pots un à un et les disposa tout près de lui. Faisant ensuite pivoter son buste, tout en se penchant au maximum vers la gauche, il en posa un le plus loin possible. Il fit ensuite de même sur sa droite, avant d'en positionner d'autres à intervalles réguliers entre ces deux extrémités. Enfin, il troua le sol avec le plantoir et enterra les racines des petites plantes. Puis il se leva pour recommencer l'opération dans le prolongement de sa première plate-bande.

La besogne terminée, Joséphine se réjouit :

— C'est maman qui va être contente.

— J'espère.

— Ça va forcément leur faire plaisir, aux parents, de voir que tu es sorti.

— Sans doute, mais ne leur dis rien, s'il te plaît. Promis ?

— Promis.

Il s'était relevé et se tenait droit comme un I. Il y avait bien longtemps qu'elle ne lui avait pas connu la pétulance qui se lisait sur son visage.

Pour lui, ce petit moment de connexion à la terre avait été revivifiant. C'était bien mieux que la chambre. Il n'était pas complètement immobilisé, il venait de se prouver qu'il pouvait faire des choses.

— J'ai mis trois fois plus de temps pour m'installer que pour faire la besogne, mais c'est fait.

— Je suis ravie pour toi, grand frère !

Elle se mit sur la pointe des pieds pour déposer un baiser sur sa joue.

— Je crois que je vais avoir besoin de toi de temps en temps. Déjà peut-être, pour une course au village.

— Tu sais bien que si je peux te rendre service, je le ferai avec plaisir…

Ils entendirent un chant d'oiseau. Alors que le volatile s'éloignait dans les airs, Victor comprenait le sens de l'expression « se sentir pousser des ailes ». L'idée qu'il serait peut-être un jour capable d'apporter son aide aux travaux de plein été traversa son esprit comme une flèche. Pour la saison à venir, ce serait sans doute impossible, il n'avait qu'un petit mois devant lui. Mais, avec de l'entraînement…

Une fièvre de vie l'enveloppait. Un rêve de liberté était en train de le gagner tout entier. Une deuxième flèche de tentation lui arriva droit au cœur : une envie de se lancer dans le franchissement d'un autre obstacle.

*

Dans la même semaine, un soir au dîner, Madeleine prit la parole :

— Gustave, où as-tu mis mes plants de fleurs ?

— Je ne les ai pas touchés.

— Je les avais posés sur l'étagère dans l'étable, derrière la fenêtre.

— Je ne sais pas où ils sont. Tu as dû les mettre ailleurs.

— Non… en tout cas, je ne m'en souviens pas.

Immobiles, le frère et la sœur échangèrent un regard de connivence. Un sourire anima le visage de Joséphine :

— C'est moi, la coupable.

— Pourquoi ? Tu les as rangés où ?

— Je les ai pris pour les planter.

— Tu les as plantés ?

— Non. Pas moi…

— Qui alors ?

Victor souriait.

— Ce n'est pas toi, Victor ?

Il demeura silencieux, visage heureux.

— Quand ?

Le rire devint plus franc :

— Avant-hier, je crois.

— Ce n'est pas possible, tu n'es pas descendu de la journée.

— Si, je suis descendu. Rappelle-toi, vous n'étiez pas là. Alors, je les ai plantés.

— C'est vrai, c'est le jour où nous sommes allés voir mon frère… Tu as réellement fait ça ?

— Puisque je vous le dis. Tu en as la preuve, ils ne sont plus là où tu les avais mis.

— Comment tu as fait ?

— Je sais planter des fleurs, ce n'est pas bien difficile ! Et avec l'aide de Joséphine…

Les yeux écarquillés, le père et la mère observaient leur fils, ne sachant que dire. Le jeune homme rayonnait :

— Je t'ai déjà aidée, dans le passé. Je sais faire…

— Je me doute que tu sais mettre des plants dans la terre… Excuse-moi, mais je ne pensais pas que tu pouvais faire ce genre de…

Joséphine l'interrompit :

— Nous allons vous expliquer…

*

Victor avait appelé sa sœur qui l'avait rejoint dans l'enfermement de sa chambre. Il avait quelque chose d'important à lui annoncer. Il alla droit au but :

— Je voulais te demander, petite sœur, si tu serais d'accord pour poster une autre lettre ? À Aimé Thivier, cette fois-ci, un homme que j'ai connu à la guerre. C'était lui, avec moi, sur la photo que m'a piquée l'autre !

— Tu sais bien que si je peux te rendre service, je le fais dès que possible…

Ce n'était pas vrai, en fait : elle n'avait pas posté la lettre pour Augustine tout de suite après que Victor le lui avait demandé. Elle l'avait seulement fait après avoir eu la confirmation qu'Augustine fréquentait Anastase Corbinte ! Pour le bien de son frère. Pour lui garder sa dignité.

— Puisque tu parles de m'aider, j'ai décidé de faire de toi mon assistante !

Il souriait. Joséphine ouvrit de grands yeux en fronçant les sourcils.

— Oui, j'ai pris une décision qui va peut-être te surprendre. Et pour arriver à mon but, je vais avoir besoin que tu me prêtes main-forte.

— Si je peux…

— Le père m'avait proposé son aide, j'ai l'impression qu'il avait l'intention de m'aider. Mais je ne veux pas de sa pitié, moi, je préfère avoir ton soutien à toi. Parce que, contrairement à ce que les parents savent, je fais déjà des choses… Toi, un jour tu partiras, tu ne seras pas là tout le temps pour moi… Eux, je n'ai pas envie qu'ils se sentent obligés d'être présents sans cesse. J'ai envie de gagner mon autonomie.

Elle sourit :

— Je comprends… tu crois que je suis capable… ?

— C'est juste pour me donner de l'assurance… j'ai l'intention à l'avenir de sortir par l'échelle de meunier.

— Tu veux dire celle qui rejoint l'étable depuis le grenier ?

Sa sœur le regardait, ébahie et remplie d'effroi. Victor poursuivit :

— Je sais, j'ai tous les gestes à réapprendre. Mais il faut bien redémarrer. C'est par-là que je descendais le plus souvent, avant. Je ne sais pas si je vais y arriver, mais j'ai envie d'essayer. Et pour ça, j'ai besoin de toi.

— Tu crois que tu vas pouvoir ?

— Je ne me laisse pas le choix : si je peux sortir en toute discrétion par la grange et par l'étable, ça me donne plus de liberté… c'est aussi pour ça que je suis content de ne pas avoir changé de chambre avec toi. En plus, ça me fera de l'exercice. J'ai entraîné mes bras, j'ai pris de la force. Je m'en sens presque capable.

— Toi, peut-être. Moi, je n'en suis pas sûre… Et si tu tombes ? Et si tu te fais mal ?

— C'est ma liberté. C'est ma vie qui en dépend. Tu ne vas pas te mettre à m'agacer comme la mère.

— Elle s'inquiète pour toi, c'est normal.

— Elle veut toujours faire les choses à ma place. Elle m'aide trop, comme si j'étais un bon à rien, un incapable !

— Essaie de la comprendre... Puisque tu le veux, j'accepte. Il faudra que tu m'expliques ce que je dois faire.

— Être présente auprès de moi pendant mes entraînements. Quand je descendrai l'échelle, tu m'aideras, tu m'assureras. Tu resteras en bas derrière moi, tu me diras où je dois poser mon pilon, tu me tiendras la main si j'ai besoin, quand il faudra que je lâche le barreau...

— Ça me fait peur !

— Arrête. J'ai envie de faire ça, j'ai besoin de ton aide. Parce que j'ai déjà essayé, et j'ai bien failli me casser la figure...

— Tu es fou...

— Tu acceptes ou tu n'acceptes pas. Un point, c'est tout. Comme je te l'ai dit, c'est ça ou je reste enfermé ici.

— Tu es mon grand frère, Victor. Tu es quelqu'un de bien. Ça me fait peur que tu prennes des risques, mais je suis contente si tu arrêtes de t'enfermer. Ta chambre est devenue ta prison. Tu te barricades. Tu as trop longtemps refusé de voir du monde et de rencontrer tes copains. Il faut que ça change.

— Eh bien, puisque tu veux, tu sais ce qu'il te reste à faire. Je te dirai exactement comment tu pourras m'aider, le moment venu.

— Je le ferai.

— Pour l'instant, tu gardes ça secret. D'accord ?

*

Madeleine Mercier rangeait la table. Tout avait été calme, l'apaisement commençait à se faire sentir chez chacun. Une fois son mari reparti travailler dehors, elle eut envie de questionner son fils :

— Puisque nous sommes tous les deux, je voulais te demander : tu as réfléchi à ce que tu comptes faire pour retrouver la photo qu'Ange Dallaire a emportée ?

— J'ai écrit une lettre à Aimé Thivier.

— Pour lui en demander une autre ?

— Oui... enfin, s'il peut... sinon, je ferai sans... j'aimerais bien savoir à quoi cette photo va lui servir, à l'autre imbécile.

— Je trouve bizarre qu'il te l'ait prise, moi aussi... Il te la rendra certainement. Il t'a juste fait une mauvaise blague, ce n'est pas méchant.

— Si c'est une blague, elle n'est pas drôle du tout... Je pense sincèrement que je ne reverrai jamais ma photo. Lui et son copain Corbinte ne sont pas des gens que j'ai envie de fréquenter. L'autre crâneur de Corbinte, je ne peux pas le supporter. Dallaire est toujours à ses pieds. Et toi, non seulement tu le laisses entrer, mais en plus, tu le fais monter dans ma chambre.

— Je pensais que ce serait bien que tu aies des visites... Je croyais que ça t'aiderait, Victor. Il ne faut pas m'en vouloir... Je ne sais que faire.

— C'est simple, tu ne fais rien, tu ne t'occupes pas de moi. Ce n'est pas parce que je suis dans cet état que tu dois prendre ma vie en main.

— Il faut bien que tu fasses quelque chose. Tu dois t'ennuyer comme ça, tout le temps seul. Si tu ne sors pas, c'est parce que c'est trop difficile pour toi de descendre, peut-être. Je te le répète, tu devrais changer de chambre avec ta sœur. Ça te prendrait moins de temps...

Il retint sa colère, mais ne put s'empêcher de prendre la parole avant que sa mère ait terminé sa phrase.

— Je t'ai déjà dit que je n'en ai pas envie et que je veux garder ma propre chambre. Il faut aussi penser à Joséphine.

— Pour toi, elle serait d'accord.

— De toute façon, ça n'a pas d'importance… un jour, je retrouverai le monde extérieur. Et avec lui, mes amis. Surtout pas Dallaire et Corbinte… Il a beau avoir de l'argent, il n'a aucun honneur, c'est un faible. …

— Quand il se promène, on ne dirait pas. Il se montre plutôt fort. C'est… Monsieur…

Madeleine sourit, se redressa, bomba le torse, mit les épaules en arrière.

— Monsieur le poltron, oui…

— Pourquoi tu dis ça ?

— Il n'a pas besoin de crâner, va. Il fait le malin, parce qu'il a de l'argent, parce qu'il s'est acheté une voiture. Mais là-haut, devant l'ennemi, il n'était pas le même, je te le dis.

— Vous en avez parlé ?

— Je l'avais vu… Je lui ai fait part de la piètre opinion que j'ai de lui. Nous nous sommes même frictionnés pour de bon. Quand on fait quelque chose d'indigne, on mérite d'être puni. Ce n'est pas ici qu'il devrait être aujourd'hui. Il y en a bien d'autres qui ont été fusillés pour moins que ça.

— Tu penses qu'on aurait dû le fusiller ?

— Mais non, bien sûr ! Ne me fais pas dire ça, je ne souhaite la mort de personne. Heureusement, tous les gens riches ne sont pas comme lui, loin de là… mais lui, sûr, c'est un lâche, un bon à rien, seulement capable de montrer ce qu'il possède. Il croit que c'est ça, sa puissance ! Son pouvoir. Pourtant, c'est un faible et un méchant. Il savait très bien qu'Augustine était ma fiancée. Il a tout fait pour me la prendre. C'est une véritable ordure.

— Ça, tu ne peux pas en être sûr.

— Dallaire me l'a dit. C'est juste pour ça qu'il est venu, d'ailleurs…

— Et lui, pourquoi tu ne l'aimes pas ?

— Il manque de droiture, d'honnêteté. C'est un fainéant.

— Vu son état…

— Son état n'explique rien. Ça fait des années qu'il est comme ça. C'est un bon à rien. Il le dit d'ailleurs, il apprécie de se faire nourrir… et puis, aller se mettre à genoux devant l'autre orgueilleux…

— Tu n'exagères pas un peu, là ?

— Mais non ! C'est évident ! C'est certainement Corbinte qui l'a envoyé. Celui-là, je ne le raterai pas, le moment venu.

— Qu'est-ce que tu feras ? Ne prends pas de risque, Victor…

— C'est certainement grâce à son argent qu'il m'a volé Augustine : il a dû lui faire miroiter plein de choses sur le futur. Il a dû lui dire que je suis blessé et elle s'est laissé amadouer.

— Si Augustine t'a quitté pour le fils Corbinte, alors qu'elle s'était promise à toi, c'est qu'elle n'a pas de parole et qu'elle n'est pas digne de toi.

— Un jour viendra où elle saura tout, je te le dis. Je ne manquerai pas de l'informer quand le temps sera venu.

— J'ignore ce qu'il a fait là-haut, au front, mais ça a l'air d'être vraiment quelque chose d'inacceptable.

— Il a été lâche, j'en ai été le témoin. Aujourd'hui, il doit juste espérer que je n'en parlerai à personne… Je ne veux plus parler de la guerre. Et nous avions tous peur là-haut. Tous autant que nous sommes, nous avions des trouilles inimaginables. Je comprends qu'il ait eu peur. Je ne comprends pas qu'il ait fui, par contre… qu'il n'ait pas de courage… Quand Augustine sera mariée avec lui, je lui raconterai ce que j'ai vu. Je me débrouillerai pour qu'elle sache, pour qu'elle comprenne exactement qui est son mari. Qu'elle en ait honte !

— Ce qu'Ange Dallaire t'a dit d'elle est peut-être faux. Tu sais, les rumeurs…

— Ce n'est certainement pas juste une rumeur. Corbinte a bien des cordes à son arc pour faire flancher une fille comme Augustine.

— S'ils s'aiment, tu n'y pourras rien… et puis, les gens qui n'ont pas de moralité n'ont pas de honte.

— Je ne pense pas qu'il l'aime. Je ne pense pas, d'ailleurs, qu'il soit capable d'aimer qui que ce soit. Par contre, se venger, il sait faire. Même si c'est se venger de pas grand-chose. Pour me faire de la peine, sans doute parce que nous nous étions battus là-haut, il l'a attirée dans son guet-apens. Il lui a probablement dit que j'étais revenu avec une jambe en moins, que je ne pourrais pas travailler. Et elle a flanché. Il lui a sans doute suffi de dire que je ne gagnerais pas bien ma vie pour la pousser à le fréquenter. L'argent est une bonne motivation… Qu'il faudrait qu'elle me soigne, aussi… Et sans doute bien d'autres choses.

— Tu ne crois pas que tu es en train de te faire du mal, là ?

— Je fais ce que je peux. Si tu n'avais pas laissé monter Dallaire, je n'en serais sans doute pas là.

— Je te demande de me comprendre, Victor. Et de m'excuser.

— Je sais bien que tu veux m'aider… mais arrête ! Arrête de t'occuper de mes affaires. S'il te plaît… J'en aurai le cœur net. Je saurai ce qu'est devenue celle qui était ma fiancée.

— Écoute, Victor, si ce n'est pas Augustine qui devient ta femme, ça sera une autre…

— Ça, ce n'est pas dit… Il y a un défaut que je n'aurai jamais, contrairement à Augustine, c'est le manque d'honnêteté et de courage. Au lieu de faire la morte, elle aurait pu venir me voir…

Chapitre 8
VICTOR

Été 1918
Retrouvailles et petits bonheurs

Ayant ouvert la fenêtre pour laisser entrer la douceur de l'après-midi, Victor entendit une conversation dans la cour. Il reconnut la voix de son père, et comprit très vite : une visite pour lui.

— Bonjour Tonin.

— Bonjour Monsieur Mercier. Il est là, Victor ?

— Oui... tu sais, il ne bouge pas beaucoup. Donc il est là-haut. Monte à la maison, tu le trouveras à la table. Sinon, c'est qu'il est déjà remonté dans sa chambre. Il y reste beaucoup. La plupart du temps, il ne veut voir personne. Ce n'est pas drôle.

Ne trouvant personne dans la pièce de vie ! Tonin cria :

— Victor, c'est moi, Tonin.

— Laissez-moi tranquille, tous autant que vous êtes.

— J'ai envie qu'on se retrouve, j'ai envie de te revoir. Nous étions bien copains, avant. Il n'y a pas de raison que ça change !

Il avait gravi l'escalier intérieur et se tenait derrière la porte. Ayant frappé deux petits coups, il ouvrit et entra. Un silence de mort l'accueillit.

Quelques instants, interloqué par le spectacle de son camarade de classe affalé sur le lit et dont la première chose qu'il voyait était le moignon, il eut envie de fuir. C'était désolant, irréversible. Le handicap, la vie démolie, foutue. Comme il avait eu la chance, lui, de passer au travers de tout ça !

Muet de stupeur, il ne savait s'il devait finir d'entrer ou repartir. Son copain dut lire dans ses pensées :

— Reste !

— Qu'est-ce que tu dis ?

— Reste, je te dis ! Je suis content de te voir. Ça n'en a pas l'air, je sais, mais je suis content.

— Tu ne devrais pas passer tes journées tout seul ici.

— Qu'est-ce que tu veux que je fasse d'autre ?

— Je ne sais pas moi. Descendre, essayer de faire quelque chose, aider tes parents. Te changer les idées.

— Tu parles, mes idées, elles sont figées. Figées sur ce qui m'est arrivé, et ce qui reste de mon corps.

— Tu dis ça parce que, tout de suite, tu as un coup de cafard. C'est normal... mais, tu vas forcément trouver comment tu peux t'occuper.

— Tout est impossible. Je n'existe plus, j'aurais dû crever là-haut !

— J'ai rencontré ta mère il y a quelque temps ; je voulais venir plus tôt, mais elle m'a dit que tu ne souhaitais voir personne, que tu n'étais pas prêt... Tu vas bien revenir avec nous ?

— À quoi bon ? Je serais mieux au cimetière.

— Ne dis pas de conneries.

— Ce ne sont pas des conneries. Tu vois bien que je ne peux rien faire.

— Je ne dis pas que ce sera facile. Mais il y a bien des choses que tu dois pouvoir encore faire, tu as une tête, des bras, des mains…

Victor leva sa main gauche.

— Oui enfin, ce qu'il en reste.

Dans son cœur, un autre coup de colère contre le sort qui s'était acharné sur son copain. Tonin ajouta :

— En tout cas, tu devrais essayer de trouver de quoi t'occuper, ça te changerait les idées. Je pense que ce serait mieux pour toi et aussi pour ta famille.

— Ils savent bien que je ne suis plus bon à rien

— Ça, c'est toi qui le dis… Tant que tu n'as pas essayé, tu ne peux pas savoir. Ta jambe coupée ne t'empêche pas d'être intelligent. L'ingéniosité et le discernement permettent de se construire une vie riche et agréable. Je prends donc la liberté de te dire que tu devrais faire fonctionner ta tête.

— Je sais, j'ai un cerveau, je ne suis pas trop défiguré, contrairement à certains des copains de guerre. Là-haut, pendant la rééducation, ils m'ont appris à vivre sans mes doigts, sans ma jambe. Je sais faire des choses, c'est certain. Mais encore faut-il en avoir envie. Ce n'est pas évident, je t'assure. Pour l'instant, je digère ce qu'il s'est passé, je n'ai pas le cœur à faire quoi que ce soit. Je ne me sens pas capable de sortir comme ça, ni de voir du monde.

— Regarde Justin, tu le connais, Justin, il sort bien, lui. Il fait beaucoup de choses, et pourtant, il boite beaucoup.

— Oui, mais lui, il est né comme ça.

— Pour toi, c'est donc différent. Tu t'es confronté à l'ennemi, tu es allé sur les champs de bataille. Je sais ce que c'était, j'y étais : tu peux dire que tes blessures sont héroïques. Ça signifie que tu es capable de faire autre chose que de rester là, comme un pauvre gars inutile !

Il marqua un temps d'hésitation puis :

— Et j'ai besoin de ta réflexion pour un problème.

— Je te connais… ton problème, c'est sans doute un piège !

— C'est très sérieux, au contraire.

Victor lança un petit rire.

— Je ne vois vraiment pas comment, moi qui suis dans l'impossibilité de me déplacer rapidement, je pourrais t'apporter une aide quelconque. Et puis tu sais, il faut encore que j'en aie envie… ma fiancée m'a sans doute laissé tomber.

— Pourquoi tu dis ça ?

— Ce n'est pas moi qui le dis, c'est Dallaire qui est venu m'en informer.

— Raconte…

— Attends, je vais d'abord mettre une culotte longue, ça t'évitera de supporter le spectacle.

*

Victor avait repris le sport. Régulièrement cette fois. Les excuses de sa mère, les encouragements de son père, l'amitié de Tonin, les secrets avec Joséphine, tout cela lui donnait de l'entrain. Peu à peu, il s'habituait, ou alors les douleurs de ses membres devenaient vraiment moins vives ? Le temps finirait-il par les effacer complètement ? Peut-être aussi cette activité quotidienne, cette prise de conscience de son corps participait de ce mieux-être.

Il travaillait ses bras chaque jour. Il forçait comme un fou pour les muscler. Il en aurait besoin pour descendre son échelle, son passage vers la liberté.

C'était le début de l'entraînement.

Mettre le gant sur sa main gauche, placer et fixer le pilon. Traverser le palier, se transporter, sans béquilles, jusqu'en haut de l'obstacle qu'il fallait vaincre. Se positionner pour descendre en marche arrière, plier la jambe droite, laisser aller dans le vide ce qui formait la gauche, se courber, poser le genou, appuyer les mains au sol.

Joséphine à ses côtés, analysait chaque mouvement, se rendait compte combien il pouvait être difficile de vivre normalement avec une jambe en moins. Emplie d'effroi, elle fut, un instant, traversée par une idée de catastrophe.

— Fais le tour, va dans l'étable.

— …

— Tu m'as entendu ? Fais le tour.

— Là ? Maintenant ?

— Eh bien oui, c'est maintenant que tu peux m'aider.

— Mais, je ne vais pas te laisser seul, comme ça dans cette posture.

— Si… Tu me seras beaucoup plus utile en bas. Tu pourras m'assurer davantage.

— D'accord… mais, tu ne bouges pas ? Tu m'attends ?

— Oui, n'aie pas peur. J'attends que tu arrives avant de commencer.

— Promis, hein ?

— Tu m'agaces.

— J'y vais.

C'était vrai qu'elle le hérissait : s'il disait les choses, c'était qu'il se sentait capable… elle n'avait pas à poser ce genre de questions !

Il entendit les gonds grincer.

— Je suis là.

— Tu restes en bas, tu ne fais rien, tu pares juste à mes difficultés si besoin…

— Je serais peut-être plus efficace si je montais quelques barreaux, histoire de me mettre derrière toi.

— …

— Tu ne crois pas ?

Un soupir.

— Si… tu as raison.

Saisir le limon de chaque côté, le tenir fermement. Utiliser la force de ses bras pour se relever, poser le pied droit sur la marche. Voilà.

Plier le genou pour placer le pilon bien au milieu de la marche en dessous. Faire coulisser les deux mains le long du limon.

— Descends !

— Je voulais rester plus près de toi, au cas où…

— Descends, je te dis !

Un silence.

— Je me demande quand vous allez arrêter de m'emmerder, tous, avec vos peurs et votre manque de confiance.

— …

Amère, Joséphine s'installa un degré au-dessous, pour lui laisser la place.

Il avait des regrets, il avait un peu trop secoué sa sœur. Mais il savait bien, lui, ce dont il avait besoin. Personne n'avait à le lui dicter. Ni Joséphine ni les autres, qui devraient comprendre aussi. Maintenant qu'il était lancé, il n'avait plus qu'une seule envie : réussir à descendre sans aucune assistance.

Il se sentait capable de s'assumer, de se débrouiller seul. Comme son grand-père Félicien, comme Aimé Thivier. Comme tant d'autres mutilés qui devaient lutter chaque jour.

Il avait pu s'entraîner à descendre directement de sa chambre à l'étable. C'était presque gagné. Ce jour-là, animé d'une ardeur à déplacer le monde, il voulait remonter, refaire encore une fois l'exercice, s'assurer qu'il y arrivait.

— Ça fait beaucoup, là ! Tu ne crois pas ?

— …

— Je pense que tu devrais arrêter, Victor. Tu vas être fatigué.

— Laisse-moi faire !

— Tu me fais peur…

— Toi, tu me fais chier ! … Je recommence si je veux.

— Peut-être, mais moi, je te dis que tu en fais trop.

— Si tu veux bien encore être à mes côtés pour ce dernier essai…

— Il ne devrait pas y avoir de nouvel essai, ça fait plus d'une heure…

— Si tu en as marre de m'aider, tu n'as qu'à le dire. Si même toi, ça t'enquiquine de m'apporter ton soutien, on va tout arrêter là. Tu n'as qu'à foutre le camp. Et je me débrouillai seul.

Elle s'efforça encore de garder son calme.

— Je ne dis pas que je vais arrêter définitivement, je vois bien que tu progresses. Mais je trouve que, pour aujourd'hui, c'est suffisant.

— Tu m'énerves, tu as gagné. Nous verrons une autre fois. Parce que là, tu m'exaspères. Comme je te l'ai dit, tu me fais chier. Mes nerfs sont à bout. Je remonte.

Elle prit une grande inspiration et son courage à deux mains. Tant pis, elle avait le droit, elle aussi, d'avoir ses faiblesses, elle avait le droit d'avoir peur pour lui. Elle sentit son visage rougir. Elle ne sut si c'était de colère ou d'angoisse. Peut-être son émotion était-elle trop forte, alors qu'elle s'apprêtait à lui répondre à lui, le malheureux, revenu infirme à tout jamais ?

Elle avait la bouche sèche.

— Le fait qu'il te manque une jambe ne te donne pas la permission de m'agresser…

Il se tenait prêt à descendre une fois de plus, debout sur la deuxième marche.

— Si tu continues à me parler comme ça, tu auras tout gagné. Je m'en vais.

De là-haut, il regardait ce visage empourpré, et pourtant d'habitude plein de gentillesse, de compassion, d'amour. Il se radoucit :

— Non, s'il te plaît, reste… J'essaie encore une fois et c'est tout.

— Tu exagères de prendre des risques comme ça…

Un mouvement infime ébranla Victor. Puis une crainte.

Ils entendirent un craquement. La planche se dérobait sous son pilon. Les barreaux étaient vieux, le bois vermoulu, l'échelle de meunier existait depuis des lustres.

Un morceau de fer qui tape contre le mur. Quelqu'un avait posé un outil à l'extérieur, juste à côté de la porte. Ça ne pouvait être que leur père !

Vite, se cacher, se taire. Pour le moment, il ne fallait pas qu'il sache !

— Il y a quelqu'un ?

— …

Ne pas bouger, ne pas répondre.

Le silence, l'écoute.

Les pas qui s'éloignent.

Ouf !

Victor murmura :

— Joséphine, où tu es ?

— Ici, derrière la botte de foin.

— Je vais dans ma chambre.

Victor disparut à l'étage, heureux : sa sœur ne l'avait pas trahi.

Elle garderait pour elle leurs rencontres, ces entraînements qui se déroulaient en cachette. Au fur et à mesure, il mettait moins de temps pour arriver en bas : il progressait dans la vigueur de ses bras, dans le positionnement du pied sur le barreau, du pilon aussi surtout, car c'était ce qui était le plus dangereux, ce qui risquait de riper et de le faire tomber.

Joséphine n'avait rien dit. Même s'ils s'étaient disputés. Elle ne dévoilerait pas leur complicité, elle était la loyauté même. C'était merveilleux que les parents ignorent tout ça : la descente de l'échelle, cette assurance nouvelle, la liberté pour bientôt.

La jeune fille dut attendre encore un moment avant de sortir.

Plus tard, à l'heure de la veillée, Victor convoqua sa sœur dans sa chambre.

— Je suis désolé, tu m'as énervé. Tu es mon assistante, tu me guides seulement si je te le demande, d'accord ? Si j'ai besoin, je te le dirai, tu le sais ! Tu essaies de me retenir si je tombe. C'est tout. Je progresse comme je peux, et je n'ai pas envie que ta présence me mette en colère. J'en ai assez que tu me considères comme quelqu'un qui ne réfléchit pas à ce qu'il fait.

— C'est que j'ai peur pour toi…

— Je fais en fonction de ce que me dit mon corps, de ce que je ressens. Je connais mes aptitudes.

— Toi, bien sûr. Mais moi, je ne sais pas.

— Tu m'enquiquines avec tes questions. Avec tes craintes, avec tes doutes !

Joséphine avala sa salive.

— Il faudrait savoir ce que vous voulez, les uns et les autres ! Il faudrait savoir si vous voulez que je sorte ou si vous voulez que je ne fasse rien !

— Bien sûr…

— Je sais ce que tu vas dire, tu as déjà répondu à cette question : ça te fait plaisir que je fasse quelque chose… mais en même temps, tu ne veux pas… tu m'agaces, tu m'énerves.

— Mais si, je veux…

— J'en ai marre d'être considéré comme un handicapé… Je vais même dire plus, ça m'emmerde. J'ai juste envie d'être Victor. Tu m'entends, Victor, ton frère. Et personne d'autre !

— Mais, tu es…

— C'est la façon dont vous me considérez tous, que je ne supporte plus ! Ce travail, cette descente d'échelle pour laquelle tu as accepté de m'aider, c'est suffisamment difficile. Il faut que je me concentre sur chaque mouvement, que je réfléchisse à tout. Je n'ai pas besoin de tes commentaires, de tes trouilles…

— …

— De toute façon, ces entraînements seront bientôt finis. J'ai atteint mon but, je descends tout seul… Finalement, si je t'ai fait venir, c'est surtout pour te remercier de n'avoir rien dit quand le père est entré dans l'étable.

*

Il était très tôt. Lorsque Gustave Mercier arriva à l'étable, ce matin-là, il entendit, comme d'habitude, la symphonie des meuglements. Quelque chose, cependant, lui semblait différent. Une animation peu ordinaire, comme si les bêtes étaient en éveil depuis un grand moment déjà.

Fouillant la pénombre de ses yeux, il constata que le veau de la Grisonne se tenait à côté d'elle. Il s'approcha de la vache Salers. Victor était assis sur le tabouret, le seau serré entre le pilon et le mollet, les mains occupées sur le pis.

Le chef de famille avait trop bien dormi sans doute.

— Quelle bonne surprise ! Comment tu as fait pour descendre ? Je ne t'ai pas entendu.

Victor déployait un sourire d'une oreille à l'autre.

— J'ai mon petit secret.

— Tu es passé par le grenier ?

— J'y arrive. Je suis bien content.

— Moi aussi… mon fils redevient mon fils. Il n'est plus un reclus.

— C'est vrai, j'ai envie de pouvoir sortir, d'aller voir mes copains, de revoir Chaudes-Aigues…

— Ça fait plaisir de l'entendre… Rien ne justifie que tu exclues les gens que tu as connus avant.

— Ce n'est pas que je les exclus. C'est plutôt que je les fuyais parce que je ne voulais pas me montrer… J'ai peur de leur regard…

— Tu n'es pas le seul, tu sais…

— Je sais... malheureusement, nous sommes des milliers.

— Toutes les familles ont connu la guerre... les gens voient des estropiés tous les jours. Tes copains s'habitueront à te voir comme ça, leurs parents aussi. Comme moi, comme ta mère, comme ta sœur aussi, sans doute... Au début, je ne pensais qu'à tes blessures, tes souffrances, tes douleurs, tes difficultés... Aujourd'hui c'est différent, tu es Victor. Tu es redevenu mon fils qui descend par l'échelle de meunier, comme avant.

— Moi, je voulais mourir. C'est vous qui avez amené à ce changement.

— Peut-être nous l'avons amorcé, mais c'est toi qui as fourni les efforts pour en arriver où tu en es maintenant.

— Pas seulement moi. J'ai eu Joséphine, elle m'a aidé, elle m'a soutenu. Elle m'a assuré.

— Reconnais que tu as une sœur adorable... Tu as bien fait de lui demander. Ça a quand même dû être bien difficile...

— C'est surtout qu'il a fallu que je pense à chacun de mes gestes. J'ai analysé tout ça avant d'essayer, crois-moi. Mais ça y est. C'est fait. C'est gagné.

— Tu as dû avoir peur, quelquefois ?

— « Peur » n'est pas le mot. C'était davantage la réflexion qui comptait. Et puis, avec Joséphine derrière moi, je me sentais plus sûr.

— En tout cas, je te félicite, mon fils, tu vas sortir, tu vas montrer ta volonté, ta force de caractère. Tu vas être un exemple pour les autres.

— Je n'ai pas besoin de ça. Nous sommes tous des exemples, tous les blessés de guerre. Nous sommes les preuves vivantes de ce qui ne devrait jamais plus arriver...

— Cela aidera peut-être les gens à changer leur regard sur toi. En t'enfermant, tu te faisais tout petit.

*

— C'est toi, Gustave, qui as nettoyé les perchoirs et le coin des poules ?

— Non, ce n'est pas moi.

La brillance de son regard surprit sa femme.

— J'ai voulu le faire, mais c'était déjà fait.

Victor souriait :

— C'est moi !

— Ce n'est pas possible, tu n'es pas descendu de la journée.

— Si, puisque je l'ai fait.

— Enfin tout de même, je sais bien ce que je dis, je suis restée ici tout le temps et je ne t'ai pas vu descendre.

Il la regardait, le visage rieur.

— J'ai mon petit secret. Enfin avec ma petite sœur chérie ! Et aussi mon père, mais depuis quelques jours seulement.

— Alors, c'est Joséphine qui…

— Non, maman, Victor descend par l'échelle.

La jeune fille offrait à son regard la figure des jours heureux.

Madeleine Mercier était presque en colère :

— Comment ? Mais vous êtes fous ! Tu te rends compte que c'est dangereux ? Tu prends de gros risques, imagine, si tu tombes… tu aurais pu te faire très mal. Et toi, Gustave, qui tolères ça ?

— Papa ne tolère rien du tout, maman. Il l'a su l'autre matin, quand il est venu traire les vaches… Ce qui me ferait le plus plaisir, c'est qu'enfin, les uns et les autres, vous arriviez à oublier mes mutilations ! Ça ne risque plus rien, je me suis souvent entraîné. Enfin, grâce à Joséphine… j'arrive à descendre tout seul maintenant. Sans aucune assistance.

— Il ne faut pas, Victor… tu te mets en danger. Tu peux bien prendre l'escalier.

Elle avait toujours été inquiète, toujours pensé au pire.

— Je n'ai pas envie de prendre l'escalier pour aller à l'étable, alors que je peux faire autrement, comme avant. De ma chambre, c'est beaucoup plus court, plus vite fait. Je suis bien content. Viens, je vais te montrer.

Un mélange d'angoisse et de fierté emplissait le cœur et la tête de sa mère, l'éternelle catastrophée.

— Tu ne vas pas faire ça, ce n'est pas prudent.

— Je ne vais pas rester, toute ma vie, enfermé dans ma chambre !

— L'escalier de la maison, c'est quand même plus facile. Tu en as l'habitude.

— J'ai aussi l'habitude de l'échelle, maintenant... en plus, ça me donne de la liberté.

Son père se taisait. Sa mère reprit :

— Comment ça ?

— Eh bien, je vais pouvoir partir incognito !

— Je n'ai pas fini de me faire du souci.

Le visage du chef de famille s'illumina :

— Laisse-le, c'est un grand garçon, il sait ce qu'il fait... Au fait, j'ai réparé le barreau que vous avez cassé, les deux malappris que vous êtes !

— Tu restes prudent, au moins !

— Bien sûr. Maintenant, je peux faire ce que je veux, vivre ! Venez, je vous montre... Passez par l'extérieur, je vous rejoins.

Il prit l'escalier d'accès à l'étage. Quelques minutes plus tard, il se trouvait dans le grenier.

Ce qui se préparait faisait peur à la mère. Cherchant du soutien, sans doute, elle s'adossa à la porte : elle ne serait pas tout près, elle ne verrait peut-être pas tout, et surtout pas les instants les plus risqués. Pendant toute la démonstration de courage, de volonté et de force de son fils, elle retint son souffle et ses protestations de crainte. Mais ensuite, quelle fierté ! Quel changement pour la famille ! Un avenir différent s'ouvrait, Victor avait retrouvé l'envie de vivre.

Ça n'avait pas de prix, ça passait avant toutes les craintes, avant tout le reste.

*

Il n'avait jamais vraiment consacré un moment pour regarder le carnet de guerre de son ancêtre. Peut-être n'avait-il pas cru à son utilité.

Tout à son bonheur d'avoir vaincu l'échelle, tout à sa joie partagée avec les siens, il tenait maintenant en main cet objet ayant appartenu à Félicien Mercier.

Le don de ce mémorandum représentait une vraie preuve d'amour. Transmettre un bien aussi précieux n'était pas anodin. Il était en train de réaliser et d'évaluer, une fois de plus, combien son père avait souffert de le voir ainsi. Il n'accepterait jamais l'attitude qu'il avait eue envers sa mère, même s'il comprenait qu'il n'avait pas pu faire autrement que de passer par la colère.

Un papa qui lui voulait du bien, un amour de père !

En cet instant, il avait l'impression d'être aux côtés de son grand-père. Comme Aimé, cet homme avait mis en œuvre une volonté et une force à toute épreuve pour dépasser ses blessures. Malgré elles, il était sorti vainqueur du passé, avait un jour définitivement abandonné ses obsessions de la guerre, pour entrer dans l'avenir avec courage.

Un être supérieur, un exemple.

Il souriait intérieurement : en se lançant le défi de l'échelle, il avait pris le même chemin. Il ne trahissait plus l'honneur de sa famille. Il devait continuer à imiter ces deux soldats qui lui servaient d'exemples, leur courage, leur vaillance, leur force, le dépassement d'eux-mêmes. Feuilleter ce petit cahier constituait un vrai bonheur, un apaisement. Il se mit à lire :

« Carnet de guerre[6]

Livre de chansons à Maurice J

Au clair de la lune

Première strophe

— Bois mystérieux et forêt profonde,
Sous les blonds rayons de la lune blonde,
À quoi rêvez-vous ?
Est-ce au renouveau, souffle qui féconde ?
À quoi rêvez-vous, sous la lune blonde ?
— Nous rêvons, hélas, aux baisers perdus,
À tous les serments jadis entendus
Qui s'en vont, pleurant parmi la nuit brune,
Au clair de la lune... »

« J'ai perdu la lumière

Deuxième strophe ?

J'ai perdu la lumière,
Mais je garde dans mon cœur
La vision première
Des femmes et de fleurs.
Mon regard s'élève
Dans son obscurité
Vers le noble rêve
De gloire et beauté. »

Il se remémora alors les moments où s'exprimait la créativité des soldats et, en particulier, un jeu de rôle improvisé par deux copains un jour, là-haut, pendant la guerre :

« **Parachute et Volauvent – 1917**

Parachute : – Allons là-bas quand vous voudrez, espèce de bleu. Vous faut-il une automobile pour aller vous chercher ?

Volauvent : – Je m'amène, sergent, je m'amène !

Parachute : – C'est pas trop tôt. Comment vous appelez-vous ?

---

6 Ces extraits sont tirés du carnet de guerre d'un soldat de la première guerre mondiale que possède l'auteure.

Volauvent : – Par mon nom.

Parachute : – Moule à gaufres, dites-le, votre nom. Comment vous appelez-vous ?

Volauvent : – Non, v'là un curieux.

Parachute : – Allons ! Prenez un air intelligent et répondez !

Volauvent : – Et vous, comment que c'est-y que vous vous appelez ?

Parachute : – Ça ne vous regarde pas… Parachute. J'n'ai pas besoin de vous l'dire. Allons, votre nom ?

Volauvent : – Ça vous regarde pas. Je m'appelle Volauvent, mais je n'vous l'dirai pas.

Parachute : – Ah ! Vous vous appelez Volauvent.

Volauvent : – Tiens, vous l'avez deviné, mon vieux Parachute ?

Parachute : – Soyez respectueux.

Volauvent : – Envers les animaux.

Parachute : – Ah ! Espèce d'emplâtre, avez-vous fini de m'interrompre ?

Volauvent : – Mais…

Parachute : – Sufficit. Nous allons passer en revue toutes les instructions sur l'aviation.

Volauvent : – Lavia… quoi ?

Parachute : – L'aviation.

Volauvent : – Qu'est-ce que c'est encore que ct'oiseau-là ?

Parachute : – En effet, c'est un oiseau comme vous dites, mais c'est un oiseau en fer, en bois, qui prend sa forme sous le nom de biplan ou de monoplan. Savez-vous ce qu'e c'est qu'un biplan ?

Volauvent : – Un bipède, c'est comme qui dirait un animal comme vous et moi.

Parachute : – Graine de potiron, je ne vous dis pas "bipède", je vous dis "biplan". »

La scène continuait sur le même ton. Elle avait été jouée devant lui. Son grand-père n'avait jamais eu ce genre de considération. En 1870, point de biplan.

Victor sourit : dans la tourmente contre l'ennemi, en plus des occupations artisanales, les soldats tentaient de se distraire comme ils le pouvaient. Et si parfois leurs saynètes étaient un peu farfelues, au moins, elles avaient été un moyen de les distraire.

La distraction, en temps de guerre, était plus que nécessaire.

Garder les batailles loin dans les souvenirs, poursuivre ses efforts, aller vers les divertissements de son jeune âge, suivre le chemin de la vie. Car c'était elle, la vie, qui avait triomphé. Tout espoir était permis.

En pensée, il remercia son grand-père et posa le carnet à l'endroit où était restée, un temps, la photo d'Aimé Thivier. Pour une fois, la guerre lui avait procuré une évocation agréable.

*

À l'établi, Gustave sciait une planche lorsque Victor se présenta en haut de l'échelle.

— Attends, j'arrive, je viens t'aider.

— D'accord. Et moi, pendant ce temps, je regarde mon fiston qui a encore fait des progrès.

— Maintenant, j'ai de l'aisance. Je me suis habitué avec mon nouveau corps... Bon, me voilà embarrassé avec ce bout de pain...

— Donne, je te le tiens, si tu veux.

— Non, ce n'est pas la peine. Je vais me débrouiller, t'inquiète.

Tout en tenant le morceau croustillant dans une main, le jeune entreprit de descendre. D'ordinaire, il fallait qu'il s'agrippe au limon pour que ce soit facile. Mais là, s'assurer correctement était impossible.

— Victor, donne ce pain.

Têtu, le garçon ignora la parole aimante de son père. Il se lançait dans une entreprise périlleuse.

Il allait atteindre la troisième marche. Un faux mouvement, la trouille, la perte de repère, le déséquilibre ! Le crissement presque étouffé, mais bien présent, de la pointe de la prothèse qui racle le barreau, le bois qui craque. Un cri. Le vide.

Le monde chavirait, le garçon s'écroulait, c'en était fini de l'escalade. La chute serait fatale. La tête à l'envers, les membres en avant, petit pantin de rien du tout ayant perdu toute maîtrise, désarticulé et perdu à jamais, il mourait.

Le pain qui s'écrase contre la paroi de pierre.

Il se retrouva assis, bras gauche autour du limon, bras droit formant un pont entre l'échelle et le mur, jambe droite dans le néant, jambe gauche à l'équerre de son corps,

Les deux hommes tremblaient autant l'un que l'autre. Quelques secondes, puis :

— Ça va ?

— Oui, ça va.

Le temps de retrouver vie, le temps de reprendre esprit et confiance.

— Qu'est-ce que tu fais, tu casses la croûte ?

Tous deux partirent d'un grand éclat de rire. Après ce moment de soulagement où le bonheur reprenait le dessus, le père expliqua :

— Tu vois, ton pied a ripé à cause de ton pain. Parce que tu n'étais pas assez assuré au niveau des mains.

— Je sais, j'aurais dû t'écouter… Ce n'est pas mon pied…

— Oui, bien sûr… enfin tu m'as compris…

— Certes.

— Je viens de me rendre compte de quelque chose… J'ai une proposition à te faire. Je crois que ça peut être utile.

— Je t'écoute.

— Je vais mettre des butées sur la moitié gauche de chaque barreau. Comme ça, si tu glisses, ça retiendra le pilon.

— Pourquoi pas ? Bonne idée ! Je suis d'accord à une condition.

— …

— Nous allons les fabriquer ensemble.

CHAPITRE 9
MARTINE

PRINTEMPS 2003
CHERCHER

Ce soir, dans le lit de son appartement près de l'hôpital de Saint-Flour, où elle travaille, alors que Ficelle, lovée dans sa panière, dort tranquillement tout près d'elle, Martine est encore envahie des questionnements concernant son ancêtre. Une discussion avec son père lui revient :

— Comment elle s'appelait, la grand-mère ?

— Aucune idée. Si je l'ai su, je l'ai oublié. Elle est morte quand ta maman était toute petite. Son nom de jeune fille était « Mercier », aussi, tu sais bien.

C'est faux et c'est surprenant qu'il lui raconte des bêtises : si sa maman s'appelait Mercier avant son mariage, ce ne peut pas être pareil pour sa grand-mère. Il ignore le prénom de sa belle-mère ? Il dit n'importe quoi ? Il le fait exprès ou il est malade ?

Elle avait trois ans à la mort de sa maman en 1950. Si sa grand-mère maternelle avait été encore de ce monde à ce moment-là, elle l'aurait sans doute connue. Encore une question à poser à Pascal qu'elle connaît maintenant. Sympathique et presque du même âge qu'elle, il se présente comme un cousin, mais il ne l'est pas. Si de son propre père, elle ne peut rien savoir, elle sait que Pascal pourra lui apprendre beaucoup. Petit, il considérait la sœur de Victor comme sa propre grand-mère. Il sait peut-être le prénom de la femme de Victor, sa grand-mère à elle. Il faudra qu'elle le lui demande.

Le journal de son grand-père lui revient de plein droit. Le trouver lui permettrait sans doute d'apprendre des éléments intéressants. Une malle, dans le grenier de son père, contient des affaires ayant appartenu à sa mère.

Comme d'habitude, elle le trouve au milieu de ses livres, assis dans le canapé, face à la table de salon tout encombrée.

— Bonjour papa.

— Bonjour, ma fille.

— Comme je te l'avais dit une fois, je viens faire des recherches.

— Des recherches ?

— Tu sais bien que j'ai envie de retrouver le journal de mon grand-père Victor. Madame Gibert m'a dit qu'il en écrivait un. Maman en avait peut-être connaissance.

Un petit rire. Le voilà qui dégaine le ton de la plaisanterie :

— Si elle l'avait eu en mains, elle n'a pas dû l'apporter ici, le grand-père avait dû le garder.

— Il doit bien être quelque part.

— Sauf s'il a été détruit…

— On dirait que c'est ce que tu espères. Vraiment, je te remercie pour tes encouragements. C'est très aimable de ta part !

Un rire encore, ça devient du mépris :

— Excuse-moi... ce n'est pas que je souhaite te décourager, mais honnêtement, je ne pense pas que cela te serve à grand-chose !

— Moi, si. Je souhaite connaître l'histoire de la famille de maman ; ça me semble légitime.

— Bien sûr, tu as le droit, je n'ai aucune objection à cela. Mais ça t'avancera à quoi ?

— Parfois, comprendre le passé permet d'améliorer l'avenir. Ce qu'ont vécu nos ancêtres nous a sans doute façonnés aussi.

— Tu es psychologue, tu n'as pas besoin de ça !

— Mon métier ne change rien à l'histoire familiale... Je suis comme tout le monde, le sang du passé coule dans mes veines ; je veux savoir de quoi il est fait... Je monte tout de suite au grenier, j'ai un peu de temps devant moi, je ne veux pas le perdre.

— Si tu considères que discuter avec ton père est une perte de temps, je suis bien triste...

Un autre moyen de la faire changer d'avis. Quel comédien, décidément !

— Ce n'est pas ce que j'ai voulu dire, tu t'en doutes bien.

Elle sourit et interroge :

— Mais, tu me fais marcher ?

L'homme, au contraire, semble très sérieux. Tant pis s'il n'a pas l'air de plaisanter. Ne pas se laisser amadouer, aller au but.

— Je monte. À tout à l'heure.

Tout en grimpant les marches, la quinquagénaire se demande bien pourquoi son père veut lui cacher ce qui concerne sa famille maternelle. Quels risques prendrait-il à l'encourager dans ses recherches ? Il semble vouloir la dissuader ? Ça la pousse encore plus avant. Animée d'une motivation à toute épreuve, elle se sent pousser des ailes, ouvre la porte et se précipite vers ce qu'elle appelle déjà, en son for intérieur, la caisse aux secrets.

Dans une fougue dévorante, elle soulève le couvercle. Tout emplie de folie, comme un enfant qui découvre les cadeaux sous le sapin, le matin de Noël, ou qui s'apprête à ouvrir un œuf en chocolat pour en extraire une surprise, elle examine l'intérieur. Elle apprécie cet instant de merveille ou le trésor va faire son apparition.

Accroupie devant les biens précieux qui sont là, bien rangés en piles nettes, elle commence par inspecter des yeux chaque partie de la caisse. Des papiers, des cahiers, des livres, des piles de feuilles anciennes, inviolés depuis longtemps, solitaires, comme abandonnés.

Dire que tout cela appartenait à sa mère ! Cette maman qu'elle n'a finalement pas connue, ou si peu ! Cette maman avec qui elle aimerait aujourd'hui partager ses émotions, ses souvenirs, ses tristesses et ses bonheurs.

Osera-t-elle poser ses mains sur les écrits qui sont là, cachés depuis des lustres ? C'est pour cela qu'elle est venue jusqu'ici. Elle va commencer par tout vider, dans un ordre bien précis, agencer les tas au sol comme ils le sont dans la caisse, afin de ne pas modifier le rangement précieux auquel s'était adonné sa mère.

Avec un soin inaccoutumé, elle sort une à une chaque pile de livres, de cahiers, de papiers en vrac, de morceaux de carton découpé et plié en deux pour faire des pochettes. Pour séparer les documents, sans doute. Elle souhaite que ce soit bien fait, mais en même temps, elle aimerait que ça aille vite, de manière à pouvoir découvrir rapidement ce qu'elle cherche.

Ou peut-être même des choses qu'elle ne cherche pas !

Voilà.

Deux piles de livres, peut-être ceux que sa maman préférait. Elle regarde chaque titre un à un : *Aurélien* – Louis Aragon, *Le Grand Meaulnes* – Alain-Fournier, *Bourlinguer* – Blaise Cendrars, *Black boy* – Richard Wright et plusieurs autres dont elle n'a jamais entendu parler.

Elle vérifie qu'aucun papier ne se cache à l'intérieur, puis remet chacun à sa place dans la pile, avant de ranger cette dernière, complète, à l'endroit où elle l'avait trouvée : ce ne sont pas des livres qu'elle venait découvrir.

Une pile de vieux cahiers. Le nom, sur la couverture : Jeanne Mercier. Martine en ouvre un ; le papier est un peu jauni. Forcément, il date des années trente. Rapidement, elle les feuillette : sur certains, ceux des petites classes, l'écriture n'est pas très assurée. Pour quelques autres, c'est plus affirmé, l'élève était déjà plus grande. « Jeanne Mercier, année scolaire 1932 ». Dire que cette écriture est celle de sa maman ! Elle pense, elle rêve, elle voudrait espérer, mais elle ne peut rien faire d'autre : elle ne l'a pas vraiment connue et des regrets l'attristent quelques secondes.

Voici un cahier bien différent, certainement beaucoup plus ancien. Assurément, il n'appartenait pas à sa mère. Elle cherche sur la couverture légèrement cartonnée : l'écriture est un peu effacée mais elle parvient à lire :

« École de filles.
Dirigée par Mademoiselle Pinson.
Cahier de devoirs de classe.
Appartenant à Émilienne Vastier, 1904 ».

« Émilienne Vastier » : elle n'a jamais entendu ce nom. Où cette découverte va-t-elle la mener ? Elle le feuillette rapidement : le papier devait être déjà foncé au départ ; aucune ligne n'est laissée vierge ; l'écriture est vraiment tassée. Un trait à la règle, en haut et en bas, permet même deux lignes supplémentaires d'écriture. Et, à part la marge de gauche, les pages sont complètement remplies du haut en bas.

Toute fébrile, elle ouvre maintenant le cahier à la toute première page. Ce n'est pas une page de garde. La voilà emportée dans une écriture légèrement penchée, régulière, magnifique, à l'encre violette. Quelques tâches, par-ci par-là lui rappellent qu'à l'époque on utilisait des porte-plume. Elle lit[7] :

« Mercredi 7 juin 1904
741238963 divisé par 33,245 ».

La division est posée, calculée, l'institutrice a mis « j » à côté. Il y en a quatre. Elles sont toutes justes. Et en face, dans la marge, il y a un « B ».

C'est à peine croyable. L'élève avait seulement onze ou douze ans : on n'allait pas à l'école au-delà du certificat d'études, en ce temps-là. Elle poursuit :

« Géographie. Devoir

1. <u>Régions naturelles de la France</u> : l'Est, la Champagne, le Nord, la Picardie, la Normandie, les Pays-de-la-Loire, la région parisienne, Paris, la Bretagne, l'Ouest, le Massif central, le bassin aquitain, les Pyrénées, le Jura, la plaine de la Saône et du Rhône, les Alpes, les pays méditerranéens.

2. <u>Productions agricoles et industrielles de chacune d'elles</u> :

<u>L'Est</u> produit du blé, du houblon, et de la vigne en Alsace. La Lorraine produit aussi de la vigne. Les Vosges pratiquent l'élevage. L'industrie est prospère. En Alsace on tisse la laine et le coton à Mulhouse ; on exploite aussi la potasse et le pétrole. Dans les Vosges, la force des torrents actionne des scieries, des tissages et des papeteries. En Lorraine, on fabrique la fonte et l'acier. Il y a aussi des cristalleries à Baccarat. »

---

7 L'auteure a la chance de posséder des cahiers de classe de sa grand-mère, datant de 1911. Elle en reproduit ici un très court passage, puisque l'histoire s'y prête. Une façon de rendre hommage à cette femme qui a été son ancêtre. Bien sûr, le nom sur le cahier est différent.

Elle n'a lu que la réponse correspondant à la production d'une seule région, ce qui remplit déjà une demi-page. Tout le cahier présente un contenu aussi dense. Quel travail ! Les enfants de l'époque avaient un programme scolaire riche. Plus qu'aujourd'hui sans doute.

En 1904, l'Alsace et la Lorraine n'étaient plus françaises. Le fait qu'il en soit question dans ce cahier montre à quel point la France ne les avait pas oubliées…

Après un grand moment à savourer la belle écriture de celle qui a tenu ces pages, elle s'attaque à une pile de papiers.

De nombreuses feuilles jaunies par le temps, mais qui n'en portent pas moins, sans doute, des informations captivantes ; un dossier grand format renfermant les pages d'un acte notarié ; une carte postale très ancienne : il faut vraiment se concentrer pour y lire quelque chose, mais elle distingue les mots « ma marraine, fours à chaux de Montmartin ». Elle ignore où cela se trouve, mais un mot, en partie effacé, lui permet de deviner « Normandie ». Le reste est illisible : à part pour quelques bribes de mots, le temps a effacé l'encre sur la carte.

Surprise, Martine fouille dans l'espoir de trouver d'autres cartes, d'autres indices. Une enveloppe vide porte l'adresse de Mademoiselle Émilienne Vastier – encore une fois ; le cachet de la poste atteste qu'elle vient du département de la Manche et qu'elle a été envoyée à sa destinataire, le 23 novembre 1920. Rien d'autre ne ressort de ces papiers, maintenant en désordre sur le plancher. Elle réarrange la pile et, dans le dessein de l'emmener, la laisse à côté de la malle, qu'elle referme soigneusement.

Lorsqu'elle redescend, son père s'est endormi sur le canapé. Sans bruit elle prend un petit post-it sur sa tablette, et griffonne rapidement : « Papa, je dois partir. Bisous, Martine. »

Se demandant qui est cette Émilienne Vastier, elle emporte son butin du jour, qui recèle peut-être la réponse.

*

Ils se sont donné rendez-vous au domaine. Pascal arrive de la Lozère, Martine de Chaudes-Aigues. Dans le grenier, Pascal fouille la grande malle où étaient rangées d'anciennes affaires de Joséphine ; au même étage, dans la pièce à côté, qui est une chambre, Martine vide la commode. Chacun à ses occupations, ils échangent quelques mots :

— On pourrait peut-être se tutoyer, non ? On est presque cousins quand même.

— D'accord. Ça va être un peu bizarre.

— On va vite s'habituer, tu verras.

Un sourire. La connivence. C'est agréable.

— Comment ça se fait que tu fouilles cette maison ?

— Ce n'est pas la maison, simplement cette malle.

— Ah ?

— C'est ma demi-cousine qui m'a demandé de le faire. Elle vit dans la région parisienne, elle ne peut pas venir ici. Moi, j'ai du temps…

— Ça fait drôle d'entendre ça, « ma demi-cousine ».

— C'est bien ça, c'est la fille du demi-frère de ma mère.

— Ça me paraît bien compliqué.

— Ça ne l'est pas pourtant.

— Pour moi, un peu, il faut que je m'habitue.

— C'est vrai, c'est nouveau pour toi. Et nous sommes un peu nombreux… Apparemment, c'était la malle de sa grand-mère. Enfin un peu la mienne, de grand-mère, aussi…

— Il y a longtemps qu'elle est morte ?

— Joséphine ? Pas tellement : sept ou huit ans peut-être.

— Comment elle était ?

— Très vieille.

La voix est empreinte d'un rire.

— Je m'en doute…

— Je te fais marcher. Elle était très gentille, j'en garde un excellent souvenir. Je l'aimais beaucoup. Quand j'étais petit, je la considérais vraiment comme ma grand-mère. Elle avait élevé ma mère. C'était vraiment quelqu'un de très bien.

— Ça me fait plaisir d'entendre ça. Je me dis que mon grand-père était peut-être un peu pareil.

— Je ne sais pas. Lui, je ne l'ai pas vraiment connu. C'était son frère, pas même mon vrai grand-oncle. Elle nous en parlait beaucoup quand même.

— Vous ?

— Oui, elle nous considérait tous comme ses petits-enfants, même mes frère et sœur et mes vrais cousins germains.

— Je comprends.

— Elle aimait bien raconter des choses de sa jeunesse. Elle disait toujours qu'elle avait été traumatisée quand il était revenu de la guerre.

— Pourquoi ?

— J'ignore les raisons exactes. Elle regrettait qu'il ait été blessé. C'est peut-être pour ça, d'ailleurs, qu'il revenait régulièrement dans ses conversations… je n'en ai jamais su plus, le concernant. Quand on est enfant, on ne pose pas trop de questions sur les détails.

— Dommage, j'aurais bien aimé savoir. Ça me fait de la peine d'imaginer que mon grand-père avait souffert des suites de la guerre.

— Ils ont été des millions… Elle disait qu'au retour de son frère, elle avait eu vraiment du mal à accepter sa nouvelle condition, qu'il lui avait fallu du temps, des larmes, de la réflexion.

— Je comprends, s'il était gravement blessé... Il n'y a rien d'intéressant, dans la commode. À part des habits d'homme.

— Ça peut laisser supposer que c'était sa chambre à lui.

— C'est vrai. C'est émouvant de me dire que je suis dans la pièce où dormait mon grand-père... Tiens, qu'est-ce que c'est, ce truc ?

Curieux, Pascal entre et vient se placer à côté d'elle.

— Tu as trouvé quelque chose ?

— Oui, ici, sous les pantalons. Un cadre, avec un soldat.

— Fais voir... ce n'est pas lui. En tout cas, je ne crois pas. Je l'avais vu une ou deux fois en photo, il me semble qu'il avait le visage plus fin que ça.

— Je saurai qu'elle est ici. Je vais la remettre à sa place. La soupente où l'on accède par cette petite porte est vide. Dans la table de nuit, je n'ai rien trouvé d'extraordinaire. Dans l'armoire, seulement des vêtements. J'ai envie d'aller chercher dans la chambre du bas.

— Si tu veux... ici, en fait, c'est ta maison.

— Merci.

Elle descend. La table de nuit est probablement le meuble dans lequel on range les choses les plus secrètes, celles que l'on regarde ou lit dans les moments de calme et de solitude. Elle commence par ce qui est le plus à même de lui fournir les documents les plus précieux, le tiroir.

Quelques secondes plus tard :

— Pascal ? J'ai trouvé un carnet. Dedans, il y a une sorte de schéma sur une feuille.

— J'arrive.

C'est griffonné au crayon, presque effacé, un semblant d'arbre généalogique. La ligne du bas porte le nom de Jeanne Mercier épouse Desriols. Dépassée par cette trouvaille, Martine sent son cœur battre à tout rompre. Son nom n'apparait pas ; et pourtant, c'est bien de ses parents qu'il est question.

— Tu ne trouves pas bizarre que je ne sois pas mentionnée ?

— Ça a dû être fait avant ta naissance, il paraît peu probable que ton grand-père n'ait pas noté le nom de sa petite fille.

— Tu as raison, je ne vois pas pourquoi il n'aurait pas évoqué mon existence. Là, plus haut, regarde, je n'arrive pas à lire.

Dans les cases de la ligne supérieure, le pli du papier a fait chevaucher les lettres et les a en partie effacées.

— À droite, ça ne peut être que « Victor Mercier ». À gauche, par contre, je distingue « l », « i », et ici « a » et « i ». À quoi cela peut-il bien correspondre ?

— Attends que je réfléchisse, j'ai su comment s'appelait ta grand-mère… Mémé Joséphine disait « Julienne » peut-être…

Dans le nom auquel elle pense, la terminaison est identique.

— Tu crois ?

— Il me semble.

— Réfléchis bien, s'il te plaît… parce que là, tu m'intrigues.

— Toi, tu sais son nom et tu ne veux pas me le dire…

— Si tu me révèles le nom que j'espère, je serai forcément plus sûre.

Tête entre les mains, yeux fermés, Pascal parle pour lui, presque dans un murmure :

— Julienne, Lucienne… ce n'est pas ça, c'est un nom un peu plus long.

— Tu…

— Attends, ne me distrais pas, ça va me revenir… Émilienne. C'est ça, je crois. Émilienne.

— Tu es sûr ?

— Il me semble bien…

— Oh ! Merci Pascal, tu ne peux pas savoir comme je suis contente. Quelle joie ! Ce sont des cahiers de ma grand-mère, que j'ai trouvés chez mon père. Elle s'appelait Émilienne et son nom de jeune fille était Vastier. Merci, merci beaucoup.

Si elle ne se retenait pas, tout de suite, Martine embrasserait celui qui, assis sur le lit tout près d'elle, vient de lui faire la plus belle des révélations.

En plus du nom de sa grand-mère, elle détient maintenant un arbre généalogique et le journal qu'elle avait tant rêvé de découvrir.

Le journal de Victor, qu'elle se met à lire.

***

Lecture du journal de VICTOR

Des nouveautés

Lundi 25 mars 1918

Aujourd'hui, je débute par écrit ma vie d'ancien guerrier : je décide de noter ici mes actions, mes journées, mes progrès, régulièrement. J'espère que ça va m'aider.

Je me rends compte que la conversation avec mon père a été bénéfique. Quelque chose – sans doute le contentement d'avoir eu le courage de lui dire ce que j'avais sur le cœur – me pousse vers une sorte de renouveau. Je ne pensais pas être capable de le faire, nous n'avions jamais vraiment discuté, lui et moi.

Finalement, il suffit d'oser. Il suffit de se promettre qu'on va faire les choses de manière à éviter les conflits. Et on y parvient, parce qu'on s'y est préparé, parce que notre réflexion nous guide.

Les disputes ne résolvent rien, mais les non-dits entretiennent les rancœurs. C'est pour ça que j'ai franchi le pas.

Après notre conversation, je me suis trouvé plus léger. Encore un peu dans la colère, mais libéré de cette amertume tenace qui m'habitait.

Je voudrais pouvoir me vider de mon exaspération contre lui. Elle s'en ira si j'ai la certitude qu'il lui a fait des excuses. Il m'a laissé entendre qu'il le souhaitait.

J'espère simplement que tous deux reprendront leur vie d'avant, avec les sentiments que je leur ai toujours connus. J'espère que maman parviendra à oublier qu'elle a reçu une gifle. J'ai compris que lui aussi souffre de ce qui m'est arrivé.

C'est arrivé d'un coup, cette envie d'écrire. Sans y avoir réfléchi avant, je me suis mis à écrire. Cela me fera peut-être du bien. Pour l'instant, je pense que j'ai bien fait de parler à mon père ; j'ai l'impression que ça me débarrasse d'un gros poids. Je crois que j'en ai bien besoin.

Avant de partir au front, il m'arrivait d'avoir cette pensée que le trop-plein pouvait s'éliminer par la plume. Lorsque, là-haut, à l'arrière, je préparais les lettres pour ma sœur, pour mes parents et surtout pour Augustine, j'ai eu la certitude que l'écriture peut affranchir de trop d'angoisse et de trop d'amour. Je verrai si ça a l'effet escompté.

En tout cas, tout de suite, je suis moins triste, moins tendu.

Mardi 26 mars 1918

Hier, je me suis mis au sport. Je voudrais essayer de bouger davantage. Je vais tenter de faire des mouvements comme ils nous l'ont montré, au centre de rééducation. Parce que j'ai grossi, je crois, je suis mou et je m'empâte. Tant que l'envie ne viendra pas, je n'aurai sans doute ni la volonté ni la force de m'y mettre. Mais il faut que j'essaie d'y penser chaque jour, même si c'est difficile. Ça va m'imposer de nombreux efforts, je n'ai pas bougé depuis mon retour. Mais ça peut être une façon positive de passer le temps et d'avoir l'impression d'exister. Car, depuis que je suis revenu, je ne vis plus.

Dimanche 21 avril 1918

Je me sens de plus en plus proche de mon père. Nous arrivons à communiquer comme jamais. Aujourd'hui, sans y avoir réfléchi, je me suis laissé emporter par mes émotions et je lui ai parlé de Rose.

Je l'aimais bien, Rose. Quand elle me soignait, c'était un plaisir de l'avoir à mes côtés. Elle savait me rassurer, m'encourager ; ses mains étaient si douces… Je crois quand même qu'elle n'avait pas toutes les qualités que j'aime chez Augustine, l'amour de ma vie. Celle que je garderai toujours dans mon cœur, quoi qu'il advienne.

Qu'a-t-elle fait, pendant tout ce temps où j'étais absent ?

J'aimerais tant la revoir. Je n'en ai pas de nouvelles. Elle doit savoir que je suis revenu et ce qui m'est arrivé.

J'ai peut-être eu tort de lui écrire la lettre. Et surtout de la faire poster par Joséphine. Dieu seul sait à présent ce qu'elle pense.

Même si j'ai partagé aujourd'hui avec mon père un petit moment de bonheur, ce soir, je sais qu'à cause de mes blessures, je n'aurai jamais la chance de trouver une femme.

Je me rappelle ce jour triste et fou, dans la Meuse, où j'ai reçu la première lettre d'Augustine. Ils étaient si intenses, si forts, ces moments de la distribution du courrier.

C'était un jour de ciel terne, où l'humidité vous transperçait, comme souvent, comme toujours, presque. Depuis le cantonnement, on entendait au loin les fracas de la guerre. Alors que je discutais avec un soldat qui faisait des paniers, on nous avait appelés pour nous distribuer le courrier. En voyant que j'avais reçu quelque chose de ma bien-aimée, j'avais ressenti un apaisement inouï.

J'avais été surpris de la rapidité avec laquelle ma plus précieuse missive m'était arrivée. Vu le contexte cependant, c'était bien normal que l'armée se débrouille pour que notre courrier nous parvienne vite. Le tampon sur l'enveloppe montrait qu'elle était passée par le bureau central de la Poste militaire, à Paris, avant d'être acheminée à un bureau frontière. Enfin, le vaguemestre[8] *l'avait fait suivre, jusqu'à moi.*

C'était formidable de tenir en main quelque chose qui venait de mon Augustine. J'étais si heureux : c'était bien son écriture, pas d'adresse, mais mon nom, mon régiment, ma division et le numéro de mon secteur postal. Elle ne savait pas où je me trouvais, tout cela était gardé secret par l'armée, mais elle pouvait quand même me faire parvenir son Amour, c'était l'essentiel. Quel bonheur de savoir qu'elle ne m'avait pas oublié.

Chaque lettre reçue devenait le plus beau des souvenirs de celle que j'aimais. Chaque fois, ses mots étaient simples, tendres, aimants, bien que retenus. Des promesses d'amour qui attisaient ma flamme.

Que faire maintenant ? Est-ce que j'aurai le courage de lui demander de vivre avec un infirme ? Je ne pourrai certainement jamais… Si je veux la reconquérir, il faudrait déjà que je retrouve de l'activité et la forme physique.

---

8 Il y avait au moins un vaguemestre par régiment. C'était un militaire, sous-officier, chargé du service postal. Plus de 4 000 000 de lettres, 50 000 journaux, 300 000 paquets, 10 000 mandats étaient envoyés chaque jour.

Il me semble qu'en écrivant à son sujet aujourd'hui, j'ai déchargé un peu de cette folie qui me dépassait après nos rencontres. Et qui me reprend parfois quand je pense à elle…

Lundi 6 mai 1918

Hier a été encore un de mes mauvais jours. J'ai beaucoup pensé aux terribles conditions sur le front, particulièrement près de Verdun. J'ai eu de la peine à m'endormir hier soir, j'étais vraiment très malheureux, je me sentais noué, tendu. Je revoyais les trombes d'eau, la boue, les rats ; j'avais l'impression d'y être encore, et j'entendais les rafales qui nous terrorisaient tant. Et puis, cette foutue jambe ne me laisse jamais l'esprit tranquille. Elle n'est plus là, mais elle sera toujours là quand même.

Aujourd'hui, j'ai reçu une lettre d'Aimé Thivier. C'est vraiment un merveilleux ami. Mais c'est quelqu'un à qui je n'aurais jamais osé écrire… Quand je pense qu'il était mon supérieur, lorsque nous étions au front ensemble, et qu'il m'a commandé pendant plusieurs mois… Il dit que si la mort n'a pas voulu de nous, c'est que, malgré nos mutilations, nous avons des choses intéressantes à vivre. À la fin de son courrier, il affirme qu'il faut que nous soyons à la hauteur de notre destin. Il me l'a répété au moins cent fois lorsque nous étions en soins au même endroit. Après tout, il avait peut-être besoin de s'en convaincre lui-même… Il aimerait me revoir. Moi aussi, j'en serais ravi. Si cela doit se faire un jour, il va vraiment falloir que je reprenne confiance et que je dépasse tout ce qui me trotte dans la tête. Je ne veux pas trahir sa confiance. Ce serait mieux que je sois digne de ses conseils.

Mardi 21 mai 1918

Ma mère a laissé rentrer cette espèce de cinglé d'Ange Dallaire. Il m'a volé la photo, ça me met hors de moi. J'en ai assez qu'ils m'enquiquinent tous avec leurs conseils. Leurs envies, leurs idées. Qu'ils me laissent donc vivre à ma façon. Ou mourir si j'en ai envie.

Samedi 25 mai 1918

Aujourd'hui, ma mère m'a fait ses excuses. Tonin est venu me rendre visite. Et même si je ne souhaitais pas forcément voir quiconque, je dois reconnaître que ces retrouvailles m'ont fait du bien. Ça m'a fait plaisir, surtout. Dans la même classe au village, nous étions bien copains. Quand nous avons passé le certificat d'études, nous nous motivions mutuellement.

Il m'a dit qu'il reviendrait. C'est vraiment un garçon sympathique et sincère. C'est bien quelqu'un sur qui je peux vraiment compter.

Mardi 2 juillet 1918

J'ai écrit à Aimé Thivier, pour le remercier de sa lettre. Je lui ai dit aussi que je n'ai plus la photo et que je souhaiterais qu'il m'en envoie une autre. Parce que je m'accroche à lui chaque jour. Je sais qu'il le fera.

Rédiger ce courrier pour lui m'a fait un bien fou. Aimé a tellement été un exemple ! Il faut que je suive ses conseils. Juste après ça, je vais faire quelques mouvements : une petite séance de sport sera la bienvenue. Il faut bien, comme il me l'a dit, que je continue d'apprivoiser mon corps mutilé. Sinon, je risque de devenir gras comme un cochon et de ne plus pouvoir bouger du tout.

En lui faisant cette lettre, j'ai beaucoup pensé à sa bravoure, à son courage. À l'héroïsme de certains soldats aussi.

L'héroïsme, quelle chose bizarre ! Est-ce que c'est d'aller à la guerre ou de sauver sa peau ?

Aller au front avec courage, c'est beau, c'est bien, mais ça représente la terreur, l'épouvante, la mort peut-être.

C'est bien mieux de sauver sa peau. Cela dépend cependant de la façon dont on la sauve : ceux qui fuient en laissant les autres face à l'ennemi ne sont pas des héros, loin de là !

Être héroïque, quand la vie nous a été donnée, c'est avoir de la gratitude pour notre existence, il me semble. C'est tenter de la préserver, d'y être bien, de faire le nécessaire pour être heureux.

J'ai fait la guerre, j'ai gardé ma vie. L'intégrité de mon corps n'est plus, certes. Mais comme j'existe encore, j'ai sûrement d'autres choses intéressantes à vivre. Malgré ce qui m'est arrivé, malgré l'invalidité. Est-ce que ce ne serait pas ça, mon héroïsme, alors ?

Lundi 18 novembre 1918

J'ai envie d'aller chanter partout et de grimper sur les toits pour crier que LA GUERRE EST FINIE. C'est un pur bonheur.

Cette saloperie a anéanti des millions d'hommes. Que leur vie soit fauchée ou qu'ils soient blessés pour toujours, c'est presque pareil…

Enfin, peut-être pas. En ce qui me concerne, depuis trois ou quatre mois, je vis les choses avec un peu plus d'entrain, je me sens un peu mieux. Je crois que j'apprends maintenant à être qui je suis vraiment. Je me sens différent de ce que j'étais avant. Mais j'apprécie quand même certains moments.

Au cours de l'année passée, j'ai eu bien des opportunités de réfléchir à tout ce qui fait que la vie paraît plus simple, plus coulante, quand on parvient à être soi et à exprimer ce que l'on ressent.

Tonin m'encourage, comme ma famille. Il est revenu me voir. C'est merveilleux d'avoir un ami véritable. Il me réconforte, il m'accompagne, il me pousse, il m'aide à progresser. Tout comme Joséphine, et aussi mes parents.

Chapitre 10
MARTINE

Printemps 2003
Nouvelles émotions

Le cœur serré, par une terrible impression de pénitence, Martine vient d'apprendre tout un pan de la vie de son grand-père, qui la transperce jusqu'au plus profond de son être.

Il n'y a jamais eu de communication dans cette fichue famille. Même si les liens étaient rompus, pourquoi ne lui avait-on jamais dit que son grand-père avait été blessé à la guerre ?

Il avait subi des choses insupportables, innommables, indicibles. Après cette terrible découverte, dans son esprit, un moment, c'est comme si plus rien ne lui était dorénavant permis. Son cher grand-père n'a pas pu réellement exister. Il a certainement croupi pendant des années.

Depuis qu'elle travaille à le faire revenir dans sa mémoire !

C'est sans doute pour ça qu'elle a une vague vision d'un homme assis. C'est à ça que Léonie faisait allusion quand elle avait parlé de « sa situation » ? Pourquoi n'avait-elle pas questionné la vieille dame, alors ? Pourquoi cette dernière ne lui avait-elle rien dit ?

Tout ce dont elle a besoin est de l'aide, du réconfort, de l'amour, du soulagement. Mais elle étouffe, seule chez elle, comme emprisonnée, agitée de tremblements qu'elle ne peut contrôler.

Quelle épouvantable peine il avait dû ressentir en se voyant mutilé ! Est-ce que c'était la raison pour laquelle on ne l'avait jamais informée le concernant ? Quelle horreur !

Tout de suite, elle a envie d'aller voir son père, de le prendre par les épaules, de le secouer et de lui dire combien elle est en colère pour ce qu'il a fait, ou plutôt pour ce qu'il lui a caché.

En parallèle, avec une infinie reconnaissance, elle évalue la compassion et l'amitié que Léonie a pu ressentir pour lui.

*

Le vendredi suivant, de retour dans sa maison à Chaudes-Aigues pour le week-end, elle gare sa voiture dans la cour, entre à la va-vite poser ses affaires dans le couloir et repart aussitôt chez son père.

En trombe, elle ouvre le portail, traverse le jardin et jaillit dans la pièce comme une furie.

Le vieil homme n'a même pas le temps de lui dire bonjour, elle crie déjà.

— Je l'ai trouvé, le journal de mon grand-père. C'est impensable ce que tu as fait, c'est inimaginable que tu m'aies caché ça. Tu as coupé les ponts avec lui alors qu'il était dans cet état. Comment tu as osé ?

— De quoi tu parles ? Je ne t'ai rien caché du tout, c'est lui qui a coupé les ponts, pas moi !

— Pourquoi tu ne m'as jamais dit qu'il avait été blessé à la guerre ?

— Parce que je pensais que tu le savais. Tu l'avais rencontré plusieurs fois quand tu étais petite.

— Tu parles sans doute du temps de maman. J'avais trois ans quand elle est morte, tu le sais bien. Comment veux-tu que je me rappelle de choses concernant son père ? Personne ne m'a jamais informée.

— Qu'est-ce que ça aurait changé ?

— Je ne sais pas moi, j'aurais peut-être pris soin de lui, je serais peut-être allée le voir. Je ne savais même pas que j'avais un grand-père. C'est ignoble, ce que tu as fait.

— Il n'y a rien d'ignoble, je n'ai rien fait du tout.

— Eh bien justement, tu aurais dû m'en parler, tu aurais dû m'informer, ne pas me laisser dans l'ignorance sur ma famille.

— Tu étais petite quand il a disparu… tu avais neuf ans. Tu n'aurais sans doute pas pu faire grand-chose…

— À neuf ans, on se rappelle les choses, on garde des souvenirs. Tu m'as empêchée de créer une relation avec mon grand-père. Je ne te le pardonnerai jamais.

Lui aussi, maintenant, était en colère.

— Tu es psychologue, tu t'en remettras.

— On ne peut pas dire que tu essaies vraiment de comprendre. Plus le temps passe, pire c'est. Eh bien, tu vois, ça me met très en colère.

Elle tourne les talons et quitte le lieu.

Ce qu'elle ressent pour son grand-père blessé à la guerre est immense, une empathie énorme, un amour grandissant, inversement proportionnel aux sentiments qu'elle éprouve, en cet instant même, pour son père. Son père en qui elle avait confiance, son père qui l'a trahie et qui l'exaspère, aujourd'hui.

Elle grimpe la rue presque en courant et retrouve sa maison, son cocon. Le ventre noué et le cœur lourd.

*

Elle n'est pas du genre à se laisser abattre. Elle ira au bout, il faut qu'elle agisse, il faut qu'elle avance.

Le lendemain, la journée s'annonce belle et chargée d'amitié : elle a prévu d'aller au moulin.

La petite ville thermale demeure encore tout enveloppée de torpeur tranquille. Dans l'intimité des maisons, chacun s'apprête pour le travail, la besogne, l'école.

Elle ouvre la fenêtre pour accueillir le jour. Hormis les oiseaux qui commencent à offrir leurs musiques tonitruantes, une promesse, on n'entend presque rien. Déjà le ciel bleu s'égaie d'une lumière splendide. Quelques nuages épars dessinent leurs motifs plaisants qu'elle contemple attentivement, ses pensées emplies de bien-être. Qu'il est bon de profiter ainsi des instants merveilleux que la vie nous offre ! Qu'il est bon d'être installée ici, pour quelques minutes encore, dans le large fauteuil douillet face à la fenêtre, à écouter l'éveil de la rue, en admirant le ciel et le frémissement infime des grands cèdres animés de brise.

Elle descend, prend quand même le temps d'apprécier son petit déjeuner, puis sort sur le perron : la haie en bordure du terrain, de chaque côté du portail, forme un large rideau vert sombre. À l'avant, de beaux parterres s'animent des couleurs de mai. Elle aime son jardin : bien sûr, cela demande du temps, elle finira par faire appel à un professionnel. Mais quelle récompense, toutes ces corolles magnifiques, un véritable enchantement !

Son père a toujours eu une inclination pour la nature. Mais peut-être en tient-elle aussi un peu de son grand-père qui vient d'entrer dans sa vie alors qu'elle a plus de cinquante ans.

Elle se retourne, va chercher ses affaires, puis dévale les quelques marches pour aller à la cueillette.

Tout en confectionnant son bouquet de tulipes, elle analyse : hier, avec son père, ça a été difficile ; ce matin c'est tout autre chose, elle a le cœur en joie. Sait-elle seulement où elle en est ?

Elle remonte, décroche le téléphone.

— Bonjour Léonie, j'ai une grande nouvelle à vous annoncer : j'ai retrouvé le journal de mon grand-père. J'aimerais bien venir vous voir...

— Aujourd'hui ? Là, comme ça, tout de suite ?

— Non, demain après-midi. D'habitude, vous êtes chez vous.

— C'est vrai. Mais là, je, je... vous me prenez de court...

— J'ai l'impression que vous êtes en colère contre moi. J'avoue que je voudrais bien savoir pourquoi...

— Je ne suis pas en colère... Si vous avez envie de faire autre chose, n'hésitez pas...

— Non, c'est ce que j'ai envie de faire demain, venir vous voir. Je dois retourner chez mon grand-père. Je viendrai après.

— Mais, je voulais aller chez mon fils...

— Il vient vous chercher ?

— Non... enfin je ne lui ai pas encore téléphoné.

— C'est bien la première fois que vous n'avez pas envie de me voir...

— Ce n'est pas ça...

— Léonie, vous savez bien que vous ne pouvez pas le prévenir au dernier moment. Puisque le rendez-vous n'est pas pris, je viens demain... D'habitude, vous êtes toujours contente quand je viens vous voir.

*

En ce dimanche d'avril, c'est la troisième fois que Martine et Pascal se retrouvent au domaine.

Ils ont continué leurs fouilles. Ils ont sorti une vieille table et deux chaises et prennent un peu de repos devant la maison.

— C'est bien que tu aies découvert des éléments de ton passé.

— Aujourd'hui, c'est le livret militaire. Décidément, mon grand-père me révèle bien des secrets. Je me demande pourquoi mon père m'a caché tout ça.

— Probablement parce que ce n'est pas important pour lui.

— Je ne sais pas, mais je lui demanderai. Ça m'intrigue, quand même. Pour continuer à propos de mes trouvailles, j'avoue que j'apprécie réellement la lecture du journal. Je ne pensais pas que de connaître madame Gibert, qui vit au moulin de Rochecombe, m'amènerait à tout ça…

— Tu vas souvent la voir, si je comprends bien ?

— Oui… elle a son caractère, mais elle a un fond en or.

— Nous avons tous notre caractère…

— C'est sûr. En plus, elle est veuve depuis longtemps. La solitude, parfois, ça n'arrange pas le caractère…

Un sourire s'ouvre sur le visage masculin :

— Alors, j'espère que tu ne me trouves pas trop pénible.

— Tu vis seul ?

— Oui ! On peut dire que, sur le plan sentimental, ma vie a plutôt été un peu… ratée !

— Pourquoi tu dis ça ?

— Puisque nous nous connaissons un peu plus, je vais te faire une confidence… Quand j'avais vingt-deux ou vingt-trois ans, j'ai rencontré une fille qui s'appelait Séverine, nous étions merveilleusement bien tous les deux. Pour tout te dire, je crois que j'étais fou amoureux. Vraiment.

— Ça n'a pas marché ?

— Non ! C'est de ma faute. Je l'aimais profondément, je crois. Mais elle a voulu me présenter à ses parents. J'y suis allé, nous avons passé une excellente journée. Pour elle comme pour eux, il semblait acquis que nous allions nous marier, avoir des enfants… enfin bref, ma vie était faite. Ça m'a fait peur !

— Tu as rompu ?

— Tout près du but, oui ! Avoir l'impression d'être casé pour toujours, c'était, à l'époque, au-delà de mon imagination. Et probablement aussi, au-delà de mes possibilités...

— Tu l'as quittée... je ne veux pas remuer le couteau dans la plaie, mais tu aurais peut-être dû attendre, laisser venir les choses...

— Je sais... ce n'est pas la peine de me le rappeler... je le regrette, parce que je n'ai pas de famille. Enfin, à moi...

— Je comprends.

— J'aurais bien aimé avoir des enfants... c'est sans doute trop tard. Je n'ai plus l'âge... je pourrais presque être grand-père.

— Je suis très heureuse d'avoir ma fille, même si je la vois assez peu, puisqu'elle vit à Paris... ça donne un but, un espoir, une continuité.

— Tu es juste en train de m'enfoncer un peu plus...

— Excuse-moi. Tu sais, nous avons tous nos soucis. Pour moi, ça n'a pas été tout rose non plus. Il y a plus de dix ans que j'ai divorcé et depuis, ma vie sentimentale, c'est le néant.

— Si je veux répondre comme toi, je vais te dire que c'est bien dommage, que c'est bien d'avoir quelqu'un à qui penser...

Martine éclate de rire, se demandant vraiment où cette conversation va les mener. Elle a beaucoup pensé à lui ces quelques mois, en fouillant le passé à ses côtés ! S'il l'aide, c'est que peut-être... Si cette discussion pouvait déboucher sur quelque chose entre eux. Elle rêve : il la prend dans ses bras, un baiser, leur relation commence, s'épanouit. Elle rit :

— Tu m'agaces, arrête... Je sais que c'est bien d'avoir quelqu'un dans sa vie. Je t'assure que j'aimerais penser à un homme autrement.

— Pour ça, il faut faire en sorte que tout aille bien, ne pas enfoncer les autres quand ils sont déjà dans la mouise...

Mince, il l'a mal pris… Le voilà qui se retranche dans sa morosité. Quelle drôle d'idée elle a eu de dire ça ! Ce n'est pas comme ça qu'il va vouloir d'elle.

— Excuse-moi… c'est la première fois qu'on parle de ça ensemble.

— De nos vies, tu veux dire ? C'est vrai. Peut-être parce que tu as trouvé les documents que tu cherchais. Avant, tu n'avais pas l'esprit libre… Au fait, tu me montres le livret militaire de ton grand-père ?

*

« *Victor Mercier, V. Mer.* »

Elle a l'impression de l'entendre : « *V. Mer.* »

Voilà qui est intrigant. Pourquoi a-t-elle soudain juste regardé ces quatre lettres ? Pourquoi sont-elles ressorties, laissant les autres peu apparentes, comme en filigrane ? Il semble qu'elle ait la clé pour comprendre un mot que Léonie avait employé un jour… Vémer, l'homme que Léonie Gibert a peut-être aimé profondément, secrètement, immensément. Toujours sans doute, vu comme elle en parle encore.

Pascal est à côté d'elle ; tous deux continuent en silence la lecture du livret militaire.

État civil : *Victor Mercier, fils de Gustave Mercier et de Madeleine Pradel, né le 22 février 1897 à Rochecombe, canton de Chaudes-Aigues, Cantal.*

— Ça alors, c'est quand même extraordinaire. J'ai la même date de naissance que mon grand-père. Ça ne peut qu'être un signe du destin, ça… Et Léonie Gibert, elle aussi, est née un 22 février, quelle surprise ! Ça ne peut pas être des coïncidences. Il existe quelque part des choses que je ne comprends pas, des ondes, ou je ne sais quoi, qui amènent les rencontres…

— Tu parles, c'est sans doute le hasard.

Signalement : cheveux châtain clair, yeux bleus, front ordinaire, nez rectiligne, visage allongé. Taille, 1,69 m.

Décision du conseil de révision et motifs :… « bon pour le service armé »

Détail des services et mutations diverses : il y a la liste des différents régiments de son grand-père. Puis la phrase : *« proposé à Clermont pour une pension de retraite, pour infirmité contractée au service. »*

Antécédents judiciaires et condamnations :…

Campagnes : contre l'Allemagne…

Blessures – Citations : Blessé le 20 février 1916, à Bezonvaux, près de Verdun : amputation de trois doigts à la main gauche ; blessé le 23 septembre 1916 à Lihons (Somme) : amputation au niveau de la cuisse gauche.

Les derniers éléments, bien qu'elle les ait déjà connus auparavant, l'ont touchée au plus profond d'elle-même. Ce livret est la preuve irréfutable de toutes les horreurs vécues par son grand-père.

Elle pleure.

*

Une heure plus tard, Martine prend, à pied, avec Ficelle au bout de sa laisse, le chemin qui mène au moulin.

— Bonjour Léonie. Je sais que vous n'avez pas envie de me voir, mais je viens quand même.

— Toujours avec vos questions insidieuses.

— Ne soyez pas agressive, d'habitude nous sommes contentes de nous retrouver.

— Ce n'est pas que je ne veux pas vous voir, mais…

— Qu'est-ce qui vous arrive, j'ai l'impression que vous me fuyez ? Je ne crois pourtant pas avoir fait quoi que ce soit qui aurait pu vous blesser ? Dites-moi si je vous ai fait de la peine !

— Non, vous ne m'avez rien fait de mal.

— Alors, que se passe-t-il ? Il me semble que nous nous entendions bien, non ?

— Oui, Martine… j'hésitais à vous le dire, mais…

— Mais vous avez peur de mes questions. Et le fait que j'aie retrouvé ce journal vous ennuie, j'en ai bien conscience.

— Oui, ça me fait peur.

— Pourquoi vous ne m'avez jamais dit qu'il avait été blessé à la guerre ?

— Vous ne me l'avez pas demandé.

Un peu de contrariété chez chacune, le manque de patience à cause de la crispation, le ton monte :

— Là, vous vous moquez de moi… C'est quand même incroyable, il a fallu que j'attende de lire son journal pour savoir qu'il avait été blessé à la guerre et qu'il était handicapé.

— Vous ne pouvez quand même pas me reprocher ça, Martine, j'étais persuadée que vous le saviez.

— Je l'apprends à bientôt cinquante-six ans. Il était temps !

— Je pensais que votre père vous l'avait dit.

— Il me l'avait caché, je suppose. Ça me met vraiment en colère.

— Je vous comprends. Pour moi, ce n'est pas ce qui comptait le plus. Je suis désolée si je ne vous en ai pas parlé auparavant, mais c'était loin d'être l'essentiel. Je voyais l'homme avant de voir le handicap.

Un silence.

— Dites, vous l'avez aimé, mon grand-père, n'est-ce pas ?

— Ce n'est pas vraiment ça… ce n'est pas ce que vous croyez…

— Ne me racontez pas des histoires, Léonie. Vu ce que vous m'avez dit de lui, vu la façon dont vous l'évoquez, vu vos hésitations, ou plutôt vos réticences à m'en parler, je pense qu'il y a eu quelque chose de fort entre vous ?

Les joues de la vieille dame s'empourprent, elle hésite, elle bafouille presque :

— Non, c'était votre grand-père, je n'aurais pas osé...

— Arrêtez, ne dites pas de mensonges. Après tout, si vous l'avez aimé, tant mieux pour lui. Parce qu'en lisant le journal, j'ai compris qu'il n'a pas eu la meilleure vie qu'un homme peut rêver. Si vous lui avez procuré du bonheur...

— ...

— Léonie, vous êtes née sans doute dans les mêmes années que ma mère ; vous êtes beaucoup plus jeune que ne l'était mon grand-père. La différence d'âge peut être importante, dans un couple. C'était sûrement mal vu quand vous étiez jeune, ça l'est encore un peu, d'ailleurs... Mais pour lui et vous, ce n'était pas pareil : vous l'avez aimé comme il était. Beaucoup plus vieux que vous, et handicapé. Ça n'a pas de prix. Ça a été la meilleure chose que vous puissiez faire pour lui. N'ayez pas honte de vos sentiments. Même si c'était mon grand-père.

— Je vous assure qu'il n'y a pas eu grand-chose entre nous.

— Et qu'est-ce que cela peut bien faire ? Vous étiez seule. Il était libre ?

— Bien sûr... il était veuf, votre grand-père, quand je l'ai connu.

— Eh bien, alors... L'amour ne se commande pas. On ne peut pas lutter contre les sentiments qui nous animent. Ils nous font vivre, ils nous portent. Rien n'est plus beau. Si vous avez eu une belle histoire avec mon grand-père, tant mieux pour vous !

— ...

— Vous n'avez rien à craindre, ce n'est pas parce que vous avez été amoureuse de lui que vous perdez de la valeur à mes yeux. Je ne crois pas qu'il y ait grand mal à avoir des sentiments pour quelqu'un.

— Je suis vraiment soulagée que vous voyiez les choses ainsi. Je craignais tellement votre réaction…

— La peur ne fait pas avancer. On ne peut pas juger les gens, quand on ne sait pas ce qu'il s'est passé.

— Excusez-moi, si j'ai été un peu, comment dire… rebutée par vos questions.

— Ce n'est pas bien grave… Au fait, vous saviez qu'il avait la même date de naissance que nous ?

— Bien sûr que je le savais. C'était un peu notre secret. Je ne sais pas si les coïncidences existent, mais ça a peut-être contribué à nous rapprocher. Je suis désolée si je ne vous l'ai jamais dit.

— Ne vous inquiétez pas, cela n'a pas beaucoup d'importance maintenant. Racontez-moi plutôt comment vous l'avez connu. Là, ce sera constructif ; j'ai envie de découvrir sa vie. Si c'est grâce à vous, c'est encore mieux.

*

— On venait d'enterrer ma grand-mère. Il n'y avait plus personne pour garder les vaches. Alors, j'y suis allée à sa place. C'est comme ça que je l'ai connu, il gardait ses bêtes à côté.

— Comment il était ?

— La première fois, je ne l'ai pas vu. Nous nous sommes parlé à travers la haie. Je l'ai trouvé vraiment bourru.

— Ah bon ? Pourquoi ?

— Il avait l'air de ne vouloir rencontrer personne.

— Par la suite, il a accepté, je suppose.

— Oui, peu à peu, nous avons discuté davantage. Puis, j'ai fini par aller dans le pré d'à côté, pu squ'il ne pouvait pas se déplacer… Voilà que je vous fais pleurer, excusez-moi.

Martine essuie une larme.

— Non, ne vous inquiétez pas, je suis émue, mais heureuse. Je sais qu'il ne se déplaçait pas facilement, j'ai lu son journal. Racontez-moi encore, s'il vous plaît…

— La première fois que je l'ai vu, je lui ai vraiment trouvé la mine rouge. J'ai compris plus tard qu'il buvait trop. C'était peut-être sa façon à lui de noyer ses problèmes.

— Je vois…

— Mais par la suite, il a changé, je vous assure… je pense tout simplement qu'il avait besoin de compagnie.

— Et vous avez été cette compagnie ?

— …

— N'ayez pas honte, Léonie. Vous lui avez apporté du réconfort, du soulagement. Du bien-être. Vous l'avez beaucoup aimé ?

— C'est vrai. Par la suite, il est devenu mon Vémer.

— C'était un petit nom que vous lui donniez ?

— Quand je pensais à lui, c'était celui qu'il avait dans mon cœur. C'était mon Vémer : « V. Mer, Victor Mercier ». Finalement, il a changé ma vie deux fois.

— Comment ça ?

— Je suis en train de vous faire des confidences…

— Ça vous ennuie ? Je comprendrai si vous n'en dites pas plus. Mais c'est important pour moi. Je vous apprécie tellement, Léonie.

— Après tout, qu'est-ce que ça peut bien faire, maintenant, que vous appreniez ça : c'est du passé lointain, personne n'y peut plus rien. Votre grand-père a d'abord changé ma vie parce que… il a été vraiment mon premier amour… Quand nous avons appris à nous connaître, quand nous nous sommes mis à discuter longuement, pendant des après-midis entiers, je me suis rendu compte qu'il me procurait un étrange et profond sourire intérieur. J'étais heureuse. C'était lui, mon bonheur. Toute ma vie était emplie de lui. Le mot « Vémer » restait accroché sans cesse à mes pensées. Je m'endormais avec lui dans ma tête, je me réveillais avec lui, il était tout pour moi.

— Si vous saviez, Léonie, comme je suis heureuse de savoir à quel point vous étiez bien ensemble, lui et vous... Et la deuxième fois qu'il a changé votre vie ?

— Contrairement à ce que vous pourriez penser, ce n'est pas quand j'étais jeune, mais bel et bien ces derniers temps, quand vous me l'avez rappelé, sans le vouloir. Grâce à vous, j'ai beaucoup réfléchi. À lui, aux moments merveilleux que nous avions passés ensemble. En quelque sorte, vous m'avez forcée à me replonger dans ces échanges intenses que nous avions vécus. J'ai pu comprendre sa pensée, j'ai évalué combien il avait fait preuve d'abnégation, afin que je puisse me marier et avoir des enfants, ce qui était inenvisageable pour lui.

— Vu les mots que vous employez à son sujet, j'imagine que les sentiments étaient partagés. Ça a dû être un crève-cœur de ne plus vous voir, puis de savoir par la suite que vous étiez mariée. Imaginer la personne que l'on aime dans les bras de quelqu'un d'autre, ça vous tue à petit feu. Je peux vous le dire, j'y suis passée...

— À l'époque, je n'ai pas du tout pensé à ça... À la fin de l'année 54, il m'a annoncé qu'il ne souhaitait plus me voir. Je n'avais jamais pensé une seule seconde qu'il pourrait me quitter. Je me suis laissé ensevelir par la tristesse. En plus, à cette période, avec mes parents, ce n'était pas la joie. Mon père était infect avec moi, tout autant qu'avec ma mère. Et cet abandon était vraiment la dernière chose dont j'avais besoin.

— Finalement, ce n'en était pas un.

— Je l'ai compris bien plus tard. Quand je me suis remise à penser à lui, à l'amour que j'avais éprouvé pour lui. Grâce à la réflexion que vous avez déclenchée, je suis arrivée à la conclusion que c'était pour mon avenir à moi, qu'il s'était retranché dans sa solitude.

— Je suis contente si maintenant vous le comprenez.

— C'est grâce à vous, Martine. Vémer a pris une dimension encore plus grande dans mon esprit. Aujourd'hui, je le remercie du fond du cœur, parce que j'ai un fils et des petits enfants.

— Merci, Léonie, pour tout ce que vous venez de me dire. J'appréhende mieux maintenant ce qu'a pu être la vie de mon cher grand-père.

— Je crois qu'il était vraiment important pour moi d'avoir une descendance. Mais je ne l'ai pas réalisé avant de comprendre à quel point mon Sylvain et ses enfants comptent dans ma vie.

— Vous les avez retrouvés, c'est l'essentiel.

— Oui. Merci, Martine, vous m'avez ouvert les yeux, ouvert la voie. Laissez-moi vous embrasser. Grâce à vous, je sais que je vais avoir une vieillesse heureuse.

— Et moi, grâce à vous, j'ai appris plein de choses sur l'homme qu'il était… C'est peut-être de lui, que m'est venue l'envie de travailler dans le milieu médical : un besoin inconscient. Qui sait ?

Chapitre 11
VICTOR

Automne-hiver 1919-1920
Tomber de haut

Ça faisait bientôt deux ans qu'il était rentré de la guerre, un an que lui et Tonin s'étaient retrouvés. Ils se voyaient régulièrement. Son ami le motivait, le poussait dans ses efforts, sa gymnastique quotidienne, son mental. La tête et le cœur s'étaient approprié la nouvelle condition corporelle et les douleurs bizarres de la jambe absente avaient fini par disparaître. Tous le félicitaient de ses progrès, ce qui lui donnait de l'entrain.

Une fois de plus, Tonin était venu le chercher. Ils étaient en chemin. Victor avançait avec assurance, moins lentement que dans les débuts où Tonin l'avait emmené se promener.

Du ciel d'une totale limpidité, le soleil émettait une chaleur agréable et douce. Une chemise suffisait pour les couvrir aisément.

— Comme c'est bien de pouvoir sortir. Merci, Tonin, pour tout ce que tu fais.

Ce dernier s'arrêta et sourit, se tournant vers lui :

— Ne me remercie pas, c'est intéressé, va !

Et devant le regard interrogateur de son interlocuteur, il ajouta :

— Moi aussi, je suis content de passer du temps avec toi. C'est bien d'avoir un ami comme toi. Ça fait longtemps, maintenant.

— Ces sorties me font oublier, momentanément, toutes ces épreuves que j'ai traversées depuis le début de cette putain de guerre. Enfin tu y étais aussi, toi. Tu sais ce que c'est.

— J'ai eu plus de chance… j'avoue que je suis heureux si tu parviens, grâce à moi, à faire un peu abstraction de tout ça.

Ils avaient repris leur marche. Tonin ajouta :

— C'est bien que nous soyons ensemble, mais ce serait encore mieux si nous sortions un peu plus souvent avec les autres.

— Quels autres ?

— Les autres copains, ceux d'avant la guerre, ceux de Chaudes-Aigues, ma cousine, par exemple et aussi, ta sœur.

— Joséphine ?

— Pourquoi pas ?

— Je n'y avais pas pensé, elle est plus jeune que nous.

— Ce n'est plus une petite fille. Elle aura son grand frère pour la protéger.

— Dans l'état où je suis, je ne la protégerais certainement pas de grand-chose.

— C'est ce que tu penses.

— C'est la vérité, je ne peux pas me battre, je ne peux pas courir.

— Vrai. Mais il n'y a pas que ça qui compte. Avec ton intelligence et des mots bien dits au bon moment, tu peux être convaincant. Et c'est peut-être bien plus fort qu'un combat ou de la violence physique. Tu as ton discernement et ton imagination.

— J'aimerais mieux avoir aussi mes deux jambes...

— C'est évident. Mais, avec les mots...

— Ah ! Merde !

— Quoi, merde ?

— Regarde qui arrive en face.

— Augustine Jondaire. Et après ?

— Elle était ma bonne amie, au moment de la mobilisation.

— Je sais. Tu m'en as informé la première fois que je suis revenu te voir.

— Je me demande ce que je vais lui dire.

— Tu veux lui parler de quelque chose en particulier ?

— Oui, de son comportement. Ou plutôt... de sa trahison. Tu sais bien qu'elle fréquente l'autre Corbinte. Dallaire est venu jusque chez moi pour me le dire.

— Si tu ne veux pas lui parler, tu l'ignores, tu fais comme si tu ne la voyais pas.

— Je crains que ce ne soit pas possible.

Digne, la tête haute, sourire aux lèvres, elle arrivait en effet à leur hauteur et pouvait maintenant les entendre. Elle approchait d'un pas assuré et rapide. Coiffée tout simplement, comme il l'avait connue : les deux tresses brunes descendaient de chaque côté jusqu'à sa poitrine, se détachant nettement sur son corsage blanc. Elle n'avait pas changé. Toujours élancée et mince, toujours aussi jolie, elle portait une jupe qui lui frôlait les chevilles. Mais Victor détestait le chapeau dont elle s'était affublée, qui ne correspondait pas du tout à sa personne : un couvre-chef comme ceux qu'arborent les dames lorsqu'elles se rendent à quelque sortie de haute importance. Avec ça sur la tête, elle se donnait un air suffisant, elle n'était plus celle qu'il avait aimée.

Sur un ton un tant soit peu agressif, il lança :

— Eh bien, dis donc, Augustine, tu sembles avoir pris de drôles de manies. Celles de ton nouvel amour ?

— Bonjour Victor… je suis contente de te revoir…

Elle eut un regard pour ses jambes. La béquille dont elle avait entendu parler était bien nécessaire. Un dégoût, ou plutôt une immense tristesse lui souleva le cœur, l'enveloppa un instant. Victor eut conscience de son malaise : manifestement, son handicap la gênait. Elle demanda, fuyant son regard.

— Pourquoi tu dis ça ?

— Parce que, quand tu marches, tu crânes autant que Rebond !

— De qui tu parles ?

— De ton Corbinte.

Victor la narguait, méprisant, ironique.

— Il fait un bond d'orgueil à chacun de ses pas. S'il savait comme il est ridicule !

— Ce n'est pas *mon* Corbinte ; et puis il s'appelle Anastase.

— Pourtant, j'ai eu les informations par son plus proche copain, Ange Dallaire. Il a dû le charger de venir me raconter que tu étais sa fiancée.

— …

— Tu vois, les nouvelles circulent vite quand on veut les faire savoir… Remarque, ça prouve que tu n'as pas dit à Rebond que je t'avais écrit. Parce que, vu mon état, je t'ai envoyé une lettre pour te dire de te trouver un fiancé entier… Tu ne l'as pas reçue ?

— Non…

— Bizarre… Comme nous nous sommes rencontrés, si elle arrive un jour, tu auras déjà l'information.

— Ce n'est pas ce que tu crois, Victor !

— Je ne crois rien. Je sais ce que certains m'ont dit… Je m'en fiche, de Corbinte et Dallaire. Quant à toi, tu fais bien ce que tu veux. Moi, j'ai des préoccupations d'un autre ordre, tu le comprends sans doute.

Il y eut un silence, puis elle reprit :

— Bien sûr. Tu as des choses plus graves à t'occuper. Mais je veux que tu saches… je ne voulais pas te faire de mal…

— Tu pensais sans doute que ça me ferait plaisir de savoir que tu te pavanes avec ce crâneur de Rebond depuis son retour de la guerre !

— Ce n'est pas ce…

Victor ne la laissa pas s'exprimer. Il était cinglant.

— Tais-toi, arrête. Tu n'as aucune explication à me donner ! Même si nous étions un peu… fiancés… Permets-moi de te dire que je te trouve bien changée. Je ne pense pas une seule seconde que tu puisses être amoureuse d'un gars comme lui. Ça ne te ressemble pas, Augustine, un type comme ça. Ce poltron a juste besoin de se mettre en valeur avec une très jolie fille, des habits de riches et une démarche de crâneur ! … Je ne vais pas dire que je préfère ma démarche, mais je trouve la sienne très inappropriée à sa situation. Ça n'arrange pas l'opinion que j'avais de lui, bien au contraire.

— S'il te plaît, Victor…

— Qu'est-ce que tu veux dire de plus, hein ?

— Pourquoi tu parles de poltron ?

— Tu le sauras bien assez tôt…

Il se tourna vers Tonin, prêt à reprendre son chemin :

— Partons… Salut. Je te libère, Augustine. Va voir ton Rebond. Je ne trouve pas que ce soit à ton avantage. Tu me déçois bien, mais j'ai compris quel genre de fille tu es.

— Ce n'est pas…

— Salut, j'ai dit.

Tonin emboîta le pas de son ami, qui, le visage un peu rouge, se félicitait intérieurement d'avoir à peu près réussi à se maîtriser. Il avait dit les choses plutôt avec calme et sans crier. Et surtout, il s'était débrouillé pour qu'elle ait des doutes.

— J'ai trouvé qu'elle avait une drôle de tête.

— Elle était mal à l'aise, ça se comprend. Peut-être qu'elle a honte !

— Possible. Pas besoin de se faire du souci pour elle. Vu le culot qu'elle a…

— C'est vrai qu'elle ne manque pas d'arrogance.

Tonin prit une voix fluette et moqueuse pour répéter :

— « Ce n'est pas ce que tu crois, Victor, je ne voulais pas te faire de mal. » En tout cas, toi je ne te reconnais pas. Je pensais que tu allais hurler de colère.

— Moi aussi. À croire que mon caractère a changé. Ma situation a dû faire place à autre chose. Peut-être de la résignation.

— Résigné, toi ? Je ne crois pas ! D'ailleurs, si Augustine est vraiment fiancée à Anastase, c'est très bien qu'elle t'ait vu ici aujourd'hui : ça lui a montré ta combativité, ton envie de sortir et de faire les choses malgré tout… Rien que ça, ça devrait te motiver encore plus !

— Tu sais bien que j'ai failli ne plus sortir du tout… ma vie ne sera pas comme celle de tout le monde… À commencer déjà par… l'amour : Augustine en a trouvé un autre. Comment veux-tu qu'une fille tombe amoureuse de moi, maintenant ?

— D'accord, tu as une jambe en moins. Ça n'enlève pas les qualités intérieures, ça.

— Je sais. Ils me l'ont déjà dit, à la maison. Quand je réfléchis bien, compte tenu de ce que j'ai vu au front, je peux considérer que j'ai de la chance d'être là, de profiter de toi, de ma famille, de la nature, de la beauté de nos campagnes : le chant des oiseaux, la musique du Bès[9] tout près de nous… Comme Augustine n'est pas la fille que je croyais, en fin de compte, je m'en fiche. Qu'elle aille au

9 Rivière française qui coule dans la Lozère et le Cantal, affluent de la Truyère, sous-affluent de la Garonne par le Lot.

diable ! Avec Rebond ou sans ! Ça n'a aucune espèce d'importance !

— Une chose est sûre, tu n'as pas à avoir honte, tu as gardé ta dignité. Quant à elle, elle n'a pas fini de se poser des questions.

— Des questions ?

— Oui, concernant le poltron.

*

Le froid s'était installé, la neige viendrait bientôt ouater les campagnes. Cette période de journées courtes restait calme : Tonin venait moins souvent ; les soirs, après avoir aidé Madeleine à ranger la table et la cuisine, Joséphine retrouvait son frère dans sa chambre. Leur complicité les conduisait à discuter de la vie, de l'avenir, de leurs problèmes, de leurs petits secrets. Peu avant Noël 1919, le jeune homme fit part de sa surprise à sa sœur :

— J'ai l'impression que tu vas travailler avec entrain. Pourtant, l'hiver va bientôt arriver, et vu le temps qu'il fait en ce moment, marcher seule dans la nuit matin et soir ne doit pas être très agréable. Tu as vraiment l'air en pleine forme et enjouée.

— Oui, je suis heureuse, quand je vais là-bas.

— Toi, tu me caches quelque chose…

Elle souriait.

— À toi, je peux bien le dire. Puisque tu t'en es rendu compte.

— L'expression toute guillerette qui se lit sur ton visage te trahit. Qu'est-ce qui se passe ?

— Je crois que je suis tombée amoureuse du père des gosses que je garde.

— Antoine Guiraud ?

— Je sais, ça te surprend : il a dix ans de plus que moi et trois enfants.

La malice dans le regard, Victor claironna :

— C'est loin d'être un bon parti.

— Tu sais, j'aimerais bien savoir ce que tu en penses. Parce que j'avoue que je suis un peu perdue, dans ma tête, à cause de ça.

— Il suffit de te poser la question la plus importante : « est-ce que tu l'aimes ? »

— Je te l'ai dit, je crois que oui.

— Tu connais déjà mon avis là-dessus. Nous avons beaucoup parlé d'Augustine, toi et moi

— Tu crois que je devrais dire oui ?

— Il t'a fait une demande ?

Le pétillement du cœur.

— Si tu penses être heureuse avec lui, malgré les circonstances...

La brillance du regard, le sourire, la fougue de la jeunesse.

— La situation n'est pas des plus engageantes. Mais les enfants de son premier mariage m'aiment beaucoup. Il y a quelque temps que je m'occupe d'eux... Ça se passe bien.

Victor accompagnait sa phrase de grands cercles du bras :

— Et puis, si je comprends tout, leur père compte énormément pour toi... tu n'as pas besoin de m'expliquer davantage, va. Ne sois pas gênée comme ça, j'ai évolué, moi aussi à ce sujet-là.

— C'est certain...

— Avant la guerre, je t'aurais suggéré de faire autrement. Parce que, quand tu auras des enfants, ça va te faire vraiment beaucoup de travail. Une grande famille d'un coup... Mais tu sais, mon handicap me force à penser qu'il faut donner la priorité à ce qui est le plus important pour soi.

— Tu prendras ma défense auprès des parents ?

— Ne t'inquiète pas !

Elle s'apprêtait à quitter la pièce. Victor avait hésité à le faire, mais il demanda :

— Au fait, tu avais bien posté la lettre à Augustine, l'année dernière ?

— Oui. Pas quand tu me l'as donnée, je l'avoue. Mais quelque temps après. Quand j'ai su que Dallaire avait eu le culot de venir jusqu'ici, j'ai vérifié et appris la vérité sur Augustine. Puis, j'ai posté la lettre…

*

Mardi 4 novembre 1919

Joséphine m'a dit être amoureuse de son patron. Il a déjà trois enfants, si elle l'épouse, c'est sûr qu'elle aura une famille nombreuse.

De ce côté-là, pour moi, par contre, ce sera certainement le néant. Je ne me marierai probablement pas. Ne pas avoir d'enfants restera sans doute mon plus grand regret.

Comment, dans mon état, pourrais-je lier connaissance avec une fille ? Quelle femme voudrait de moi ?

Heureusement que j'ai eu Rose ; il faut à présent que je m'habitue à l'idée que je ne revivrai plus jamais ces moments intenses des plaisirs de l'amour. C'est bien triste, c'est tellement merveilleux.

Nous ne pouvons rien contre cette puissance insensée qui nous prend aux tripes, nous enveloppe tout entier, nous emmène dans ces folies qui nous poussent vers l'élue de notre cœur.

Augustine est belle. Nous aurions été si bien, elle et moi, dans ces folies-là. Je crois que je l'aime encore énormément. Elle a oublié nos promesses, c'est une bien sinistre atteinte. Pendant combien de temps cela va-t-il me ravager encore ?

Au moins, j'ai les lettres qu'elle m'a envoyées lorsque j'étais là-haut avec les autres, en train de me faire massacrer. C'est incroyable comme, à l'époque, j'avais peur de mourir et de la laisser seule ; je croyais alors à notre amour éternel. Je me rappelle ces vertiges intenses qui me prenaient quand, dans le réduit du cantonnement, je lisais ce qu'elle m'avait écrit et répondais à ses lettres. Je n'oublierai pas, non plus, la fois où Clavier, un autre soldat, m'avait montré les rudiments de la vannerie et m'avait aidé à lui fabriquer un banneton[10]. Comme il était beau, ce panier que j'avais confectionné pour Augustine ! Je préfère ne pas penser qu'elle s'en est séparé ou qu'elle l'a peut-être détruit.

J'ai bien fait d'apprendre à fabriquer des paniers. pendant la rééducation. Je m'y remettrai peut-être un jour.

*

1920.

Les arbres commençaient à revêtir leurs feuilles tendres. Les couleurs des fleurs printanières resplendissaient au soleil. Le renouveau, les températures plus douces poussaient les jeunes à se rencontrer. Tonin était venu à Rochecombe. Ils se promenaient dans le domaine.

— Tu vas bien finir par sortir en public, tu ne peux pas rester cloîtré sans cesse ici, sans voir personne.

— Je n'ai pas du tout envie de rencontrer l'autre espèce d'imbécile d'Ange Dallaire, et surtout pas Anastase Corbinte.

---

10 Petite corbeille sans anses, utilisée pour faire lever la pâte à pain.

— Et après, qu'est-ce que ça peut faire ? Ce serait quand même bien de leur montrer que tu peux vaincre tes peurs et que tu assumes ta nouvelle vie.

— Il y a aussi Augustine, je ne veux plus la voir. Une fois m'a suffi.

— Tu te trouveras bien un jour en face de personnes que tu connais. Et pas seulement tes amis. Il faut de tout pour faire un monde. Augustine ne mérite peut-être pas que tu lui portes de l'intérêt. Mais si tu te décides à affronter les autres, tu montres ton courage, ta valeur… Des blessés de guerre, il y en a partout, tu ne seras pas seul.

— Je n'ai plus envie de tout ça. Juste faire mon train-train, vivre ma vie à moi, tranquille, sans avoir de comptes à rendre à qui que ce soit.

— Tu n'as de comptes à rendre à personne. Tu n'auras rien à expliquer, personne ne posera de question. Je vais te motiver, moi, tu vas voir. Pour garder courage, pour continuer ton sport, pour être mieux, il faut que tu voies les copains. Allez, je reviens te chercher samedi soir, et nous irons à Chaudes-Aigues.

Ils arrivaient au café de la petite place triangulaire qui grimpe en longeant la route et le Remontalou[11].

— Regarde, là-bas.

— Anastase ? Et alors, qu'est-ce que ça peut faire !

Celui dont ils parlaient avait surpris les regards. Identique à lui-même, il lança :

— Salut, vous venez vous asseoir avec moi ? J'attends Augustine.

— Nous avons des choses plus intéressantes à faire.

C'est Tonin qui avait répondu. Victor s'était laissé envahir par le dégoût, la colère. La jalousie. Ils se détournèrent.

---

11 Petite rivière qui coule dans le Cantal, et traverse Chaudes-Aigues. Affluent de la Truyère, sous-affluent de la Garonne, par le Lot.

— Quand je vois comment est habillé cette espèce de crâneur, j'avoue que je suis surpris qu'Augustine soit sa petite amie.

— Je te l'ai dit, il a dû l'amadouer avec des promesses.

— Passons à autre chose.

Ils choisirent de s'installer à l'autre bout de la pièce. Victor tournait le dos à celui qui les avait interpellés.

C'était l'heure de l'amitié : bientôt, il fallut rajouter une table supplémentaire. Voulant laisser la place pour les gars que son ami n'avait pas vus depuis longtemps, Tonin s'assit loin de lui, à un autre coin de la tablée.

Quelques instants plus tard, le jeune homme avait retrouvé des copains d'avant-guerre. Dans les verres, les boissons descendaient un peu rapidement aussi.

Content de reconquérir le monde de ceux qu'il avait perdus de vue, Victor bavardait avec enthousiasme. Chacun y mettait du sien, la camaraderie stimulait les discussions, donnait de la loquacité.

— Et, garçon, tu en mets un autre, s'il te plaît. On arrose ton retour…

— Si vous voulez…

— Sûr. Ça fait du bien de te retrouver ! On ne va quand même pas se laisser bouffer par cette saloperie de guerre. On en a trop vu.

— Certes, maintenant, il faut vivre.

— À la tienne !

— Oui, à la tienne !

Les verres tintaient, les paroles s'embrasaient, ça discutait fort, chacun s'emballait.

— Santé, Victor. Ravi de te revoir parmi nous.

C'était le moment de reprendre la route. Tonin, à l'autre bout de la table, n'avait pas vraiment veillé sur son ami.

— Je t'emmène, Victor ?

— D'accord. Allons-y.

En entendant la réponse de l'intéressé, le conducteur regretta presque de ne pas avoir jeté un œil sur ce qu'il avait bu. Victor parlait fort, riait davantage que d'habitude. Apparemment, il se sentait bien. Trop bien ! Dans une euphorie peu coutumière.

— Il va falloir que tu te calmes avant d'arriver chez toi.

— Je suis très bien !

— Un peu énervé quand même.

— Qu'est-ce que ça peut faire ? Augustine ne m'aime pas, je peux bien faire ce que je veux !

— Non, Victor. Pas n'importe quoi. Parce que tu as des choses à faire. Et quand j'arrive chez toi, je n'ai pas envie que tes parents soient en colère contre moi.

— Ils diront rien. Quand on arrivera, ils seront couchés. Ils nous verront pas.

— Il vaut mieux comme ça, parce que tu tiens à peine debout !

— Tu exagères.

— Si c'est ça chaque fois que nous sortons, je ne te ramène pas ici !

— Moi je viens ici quand ça me chante. La la la tralala.

— En route… Les gars, vous avez abusé.

*

Mardi 20 avril 1920

Hier, Tonin est venu me chercher, nous sommes allés au bistrot. J'ai revu l'autre espèce d'imbécile d'Anastase. Il m'a dit qu'Augustine allait venir. Quand elle est arrivée, je pense que j'étais déjà saoul.

Je ne sais pas ce que je vais faire. J'ai été incapable de garder ma sobriété, sans doute à cause d'Augustine de cet orgueilleux d'Anastase. Si c'est comme ça à chaque fois, il vaudra mieux que je reste chez moi.

*

Anastase faisait le malin au café en attendant Augustine. Un jour, Victor dirait ce qu'il savait. Un jour, à force de se sentir provoqué, il n'arriverait pas à garder pour lui ce qu'il avait vu.

Comment accepter qu'Augustine l'ait quitté ? Comment accepter qu'elle l'ait abandonné pour Anastase ? Un cauchemar : Augustine était trop sincère, trop amoureuse, trop fière de lui et entière pour l'avoir laissé tomber. L'autre avait dû l'amadouer avec quelque singulière promesse.

Surtout, elle était beaucoup trop jolie, beaucoup trop fragile, beaucoup trop sensible pour être avec Anastase, un orgueilleux, un lâche, qui ne méritait pas une femme comme elle.

C'était le plus grand malheur qui pût arriver à Augustine, de donner son cœur à Anastase.

Alors que lui aurait dû bientôt l'avoir à son bras à la sortie de l'église, il demeurait impuissant sur son lit, immobile, estropié à vie. Il l'aimait comme un fou et ne pouvait rien faire pour la sauver. C'était inhumain ce qui se passait. Affligeant d'imaginer cette si jolie fille dans les bras de ce détestable type.

*

L'habitude était bien ancrée maintenant dans son quotidien. À force d'entraînement sportif, Victor évoluait physiquement, prenait de la force, se dotait d'une musculature puissante. Il réfléchissait aussi au rôle qu'il pourrait tenir bientôt sur la propriété. Apporter une aide réelle pour les plus harassants travaux de l'été – les fenaisons, puis les moissons – le rendait profondément heureux. C'était une fierté dont il ne voulait pas se priver ; il n'avait pas l'intention de faire les choses à moitié. Si les trois années passées, il n'avait été d'aucune utilité, il comptait bien se rattraper cette saison. Certes, il ne monterait pas sur le char, lors du ramassage, mais il pourrait manier la faux autant que les autres, faner[12] et participer pour les andains[13]. Avec la chaleur, la touffeur même, parfois, lorsque les orages se préparaient, c'était une tâche difficile, ingrate. Mais nécessaire, et devant être réalisée rapidement afin d'éviter d'inutiles pertes de temps et de récolte.

*

Le 12 juin 1920, dans la voiture, Victor demanda :

— Pourquoi tu fais tout ça pour moi ?

— Parce que tu es mon ami. Parce que je sais ce que nous avons vécu là-haut, parce que je te soutiens. Parce que je trouve bien de s'oublier un peu au profit de quelqu'un d'autre. Surtout parce que je sais qu'aller de l'avant est une solution pour toi, et que ça t'aidera, si tu sors. À notre âge, c'est avec les copains…

— C'est vraiment gentil, Tonin. Je ne pensais pas que quelqu'un se dévouerait autant pour moi, un jour.

— Nous nous entendions bien avant, il n'y a pas de raison que ça s'arrête.

— Merci. Où tu m'emmènes ?

— Comme la dernière fois, au café. C'est agréable, souvent il y a ceux que nous aimons bien.

— Ceux que je n'aime pas aussi…

— Ceux-là, il faut les ignorer. Sinon, on se gâche la vie.

Ils arrivaient. Tous les gars avaient souffert pendant des mois, un immense enthousiasme les animait. Les rires fusaient de toutes parts, mêlés aux paroles fortes et

---

12 Action de retourner l'herbe pour en accélérer le séchage.

13 Action de regrouper le foin en rangs afin de faciliter le ramassage.

vives exprimant la joie de se retrouver dans des conditions paisibles et normales.

— Heureux que tu sois venu.

— Tu es là aussi. Salut, Perronin, je suis content, je me sens un peu moins seul.

Chaleureuses retrouvailles, les mains – la droite pour Victor, la gauche pour Jean – se tendent, se lient, se serrent.

— Mercier, tu nous oublies.

— Oui, nous aussi étions là-haut dans cette merde, avec vous.

— Ce n'est pas que je vous oublie… Mais… Nous sommes deux amochés ici, aujourd'hui, je vais me sentir moins seul.

— C'est bien que vous soyez avec nous, les gars… C'est votre droit, la vie n'est pas finie parce que vous avez été blessés. Nous savons ce que vous avez vécu… je crains par contre que Pierrot Gilet ne remette plus jamais le nez dehors, le pauvre, la gueule qu'il a…

— C'est lui qui a raison. Quoi que vous fassiez, vous n'aurez pas de vie, maintenant. Tu peux cacher la prothèse sous des culottes[14] longues, ça ne changera rien.

Les têtes s'étaient tournées. Clamé haut et fort, cet aboiement provenait de l'autre bout de la pièce ; le cerbère, Ange Dallaire, l'avait sans aucun doute crié avec la seule intention de manifester au groupe la présence d'eux trois : Dallaire, Corbinte et… Augustine.

Le brouhaha cessa aussitôt. La tension était palpable, l'atmosphère, empreinte d'un silence imparfait qui, dans quelques instants peut-être, laisserait éclater l'animosité, ou même la colère.

Victor fut traversé par l'idée de courir jusqu'à l'ennemi pour lui planter son poing dans la figure. Il eut, simultanément, le dégoût de ce qu'il était devenu. C'est à ses côtés

14 On n'utilisait pas le terme « pantalon », dans les années 1920.

qu'Augustine aurait dû être. Quelqu'un allait-il le défendre ou le remplacer dans cette querelle qui s'annonçait ?

Tonin étendit son bras devant lui et chuchota :

— Pas de bagarre, hein !

— Tu n'as rien à dire, Dallaire. Tu sais ce que tu m'as volé. Quant à toi, Corbinte, tu es mal placé pour faire l'intéressant. Rappelle-toi là-haut... je peux témoigner de certains de tes agissements...

Les attaquants se retranchèrent dans leur terrier au fond du café et la discussion reprit, plus animée encore que précédemment.

Bien qu'assailli de questions, Victor avait seulement envie d'alcool. Boire pour oublier la présence de celle qu'il chérissait encore. Pour accepter les mutilations et affronter les regards. Pour savoir apprécier ce moment avec les copains.

Et surtout, pour ne plus aimer.

À présent, les paroles, hachées, sortaient avec difficulté. La salive emplissait la voix d'une intonation particulière et la rendait presque inintelligible.

— Ils nous ont... tous fait chi... er, là-haut avec... leur guerre.

— Ils voulaient qu'on se batte, mais, à l'arrière, ils savaient juste commander.

— Ils nous... ont eu, ils nous ont dit que ça... ne durerait pas... mais ça a été horrible. Et voilà... le résultat.

— Chantons les gars, chantons l'amour, faisons la paix, jamais la guerre.

— Moi, je chante pas... l'amour. Parce que l'amour, pendant la guerre, il m'a... abandonné. Regardez-la, l'autre, là-bas qui se pavane avec le crétin d'A...

— Victor, tais-toi : ça va finir en bagarre.

— Je m'en fous... je m'en contrefous.

— Il vaudrait mieux éviter. Quand même, vous exagérez.

— C'est bien, qu'ils soient avec nous, nos blessés, non ?

Tonin était ennuyé.

— D'accord, c'est bien qu'ils sortent et qu'ils se joignent à nous. Mais il faudrait surveiller qu'ils ne picolent pas de trop. Vous ne croyez pas que vous y êtes allés un peu fort ?

— Le gros rouge, là-haut, tu faisais comme les autres, tu n'crachais pas dessus. Maintenant tu n'vas pas nous enquiquiner avec tes principes !

— Ce ne sont pas des principes. Là-haut, la réalité était trop dure, ça nous soulageait tous, de boire.

Il montra du doigt les deux blessés présents :

— Si vous vous débrouillez pour qu'ils soient saouls à chaque fois que nous nous voyons, ce n'est pas sympa. Eux, ils ne profitent pas de leur moment et de l'amitié, ils ne s'en rendent même pas compte. Et moi, je risque d'avoir des problèmes avec les parents Mercier.

C'est à ce moment-là qu'Anastase Corbinte se leva, invita sa bonne amie à en faire autant et traversa le café pour sortir. Ange Dallaire leur avait emboîté le pas. Lorsqu'ils arrivèrent à hauteur de la table où se trouvait Victor, Augustine tourna la tête de l'autre côté, fuyant clairement le regard de celui qui avait été son amoureux. Au contraire, Anastase, raide comme un I, le regardait droit dans les yeux, hautain, provocant, fier de sa méchanceté. Quant à Dallaire, il se débrouilla pour bousculer la table et faire tomber la béquille.

Forcément, du côté des blessés, il y eut un immédiat désir de représailles. Le pugilat était inévitable.

Duriel s'éjecta de sa chaise, fonça sur le coupable et lui administra un droit qui supprima illico presto l'air d'innocence qu'arborait toujours le visage d'Ange, quand il venait d'asséner un coup.

— Merci, Duriel. Bravo ! Continue... encore, encore ! bafouillait Victor en quittant sa chaise. Je ne rentre pas chez moi tant qu'il n'est pas au sol. J'ai envie de crier victoire.

L'autre se frottait le nez, sous lequel pointait une grosse goutte de sang. En même temps, il approchait de sa cible, poing levé, menaçant.

— Tu ne vas quand même pas taper un blessé de guerre.

— Je vais me gêner, tiens !

— Fais gaffe... à ce que tu vas faire. Tu sais... qu'il vaut mieux que je me taise, les copains auraient envie... de vous tuer, toi et ton froussard de Corbinte.

— Encore faudrait-il qu'ils te croient.

Déjà, Ange Dallaire s'était placé derrière lui et lui avait mis la main sur la bouche. Il était chétif, comparé à Victor qui, chaque jour, s'appliquait à se faire les muscles. Si la bagarre éclatait, le plus fort ne serait gêné que parce qu'il avait une prothèse. Tonin lança :

— Laisse, Victor. Rentrons. Ce sera plus sage.

Mais le jeune homme, donnant une estocade, s'était libéré de la prise.

— Tu vas voir, espèce de salopard... J'ai dit que je ne rentre pas tant qu'il est pas au sol.

En même temps, il assénait à son adversaire un grand coup de poing dans le ventre. L'autre, plus malingre, qui avait bu aussi, perdit l'équilibre, se mit à tituber, et s'affaissa sur les tomettes au moment où Tonin se rapprochait de Victor pour le prendre par le bras et partir.

Ils sortirent, Victor se retourna pour crier quelque chose. Mais, absorbé dans l'intensité de l'instant, ne faisant pas attention, il posa le pied en porte-à-faux sur le seuil et, comme son opposant, fut au sol en un rien de temps. Avec une douleur énorme à la cheville.

Anastase Corbinte aida Ange Dallaire à se relever ; ils partirent tous deux en direction des rues. Augustine les suivait. Malgré sa situation et les élancements horribles qui lui ébranlaient l'articulation du pied, Victor remarqua la pâleur de sa carnation.

Les cafetiers et les copains s'occupèrent de le soigner. Il fut allongé sur les tables et sa cheville, qui avait enflé d'un coup, frictionnée avec de l'alcool à l'arnica, et entourée d'un bandage. Le blessé devait se rendre à l'évidence : il lui était impossible de poser le pied ou même de faire un mouvement.

— Nous voilà bien embêtés, maintenant. Pour rentrer chez toi, ça ne va pas être la joie !

— Je veux rester ici, je ne veux pas y aller : je sais ce que va dire mon père.

— Ils vont être tristes pour toi, tes parents. Qu'est-ce que tu veux qu'ils disent ?

La douleur semblait prendre le pas sur les effets de l'alcool.

— J'aurais dû me méfier. Je dois toujours penser à être attentif au positionnement de mon pied.

— Jusqu'à présent, tu l'avais toujours été.

— C'est la faute des autres imbéciles.

— Un peu la tienne aussi, si tu n'avais pas tant bu…

— Je sais… Ça fait du bien, de boire, j'oublie un peu que je suis foutu.

Tonin l'avait déposé au domaine, ivre et bien mal en point, avec une belle entorse.

Le lendemain, toute la famille lui avait fait la leçon : s'il se mettait à boire, ce serait un autre problème.

*

Dimanche 13 juin 1920

Tonin a réussi, même si ce n'est pas ce qu'il voulait : j'ai encore trop bu, je me suis battu, je me suis cassé la figure. Me voilà immobilisé pendant quelque temps avec une foutue entorse à la cheville. En plus, j'ai un énorme coquard sur le front et une balafre sur la joue.

Ils sont tous déçus, ici. J'ai honte de moi-même ! Honte d'avoir été saoul. Il vaut mieux que je ne sorte plus. De toute façon, cela s'impose, je ne peux plus marcher.

Ce qui m'enquiquine le plus dans cette histoire, c'est que je ne vais pas pouvoir être avec les autres pour les fenaisons.

Chapitre 12
VICTOR

1920-1923
De folles années

Mort !

La deuxième partie du mois de juin fut un réel désastre. Une plongée fulgurante au gouffre du chagrin. Un enfer. La température était folle et la touffeur de sa vie, des plus accablantes.

C'était le temps des foins. Pourtant, comme après son retour, Victor passait ses journées à ne rien faire sur son lit, puisque toute tentative de marche lui provoquait une douleur insoutenable.

Mais la souffrance physique n'était rien : c'était le temps des foins et il restait inactif comme un fainéant, alors qu'il aurait dû se joindre aux autres dans les labeurs et la chaleur de l'été.

La honte le prenait aux tripes, il se sentait tellement inutile ! Un bon à rien, seulement à mourir.

Lorsque son tourment était trop fort, dans son désir d'oublier, dans l'espoir de faire fuir ses idées noires, il parvenait à surpasser son mal et descendait jusqu'à l'étable, franchissait la petite porte de la cave et disparaissait pour quelques heures. Le soir, à leur retour du pré, son père et sa mère le retrouvaient dans un bien triste état.

Jusqu'au moment où, après cinq ou six jours, il fut confronté à l'impensable : la porte fermée à clé. Il réalisa alors l'immensité de la détresse qu'il avait provoquée chez ses parents, leur manque de confiance, leur incapacité à le raisonner.

L'interdiction faite à un enfant, à un imbécile.

Un déchet familial.

Rien à boire, sinon de l'eau. Seul. Confronté à sa conscience.

Envahi du dégoût de sa propre turpitude : à cause du trop d'alcool, à cause d'une bagarre, il avait remis à nu tous ses travers, tous ses défauts, toutes ses faiblesses. Il était redevenu l'ombre de lui-même, un naufragé sans espoir de rivage.

Le courage l'avait quitté. Comme après son retour, il avait l'impression de jouer avec sa mort. À nouveau, il ne supportait plus le semblant d'existence qu'il était contraint de mener.

Son ami revint quelques jours plus tard et lui répéta, sans le savoir, la même chose que ses parents : il était en train de sombrer ; ce n'était pas ainsi qu'il s'en sortirait ; il valait bien mieux que ça ; il avait autre chose à vivre ; Tonin n'avait pas apporté son aide et son soutien pour le voir tomber à nouveau dans l'abîme.

Il passait ses nuits à sentir couler les larmes jusqu'à l'épuisement, jusqu'à l'assèchement de toutes ses émotions.

Personne ne pouvait imaginer son calvaire.

Pourtant, quand ils étaient ensemble, avec les autres, il se disait que, malgré tout, ils le suivaient, le comprenaient, le soutenaient, l'encourageaient. Et il s'efforçait de leur sourire.

Pendant les repas et lors des visites de Tonin, les rares paroles et les regards échangés montraient combien ils attendaient tous que le fils, le frère, l'ami soit à la hauteur de leurs espérances.

*

Le 3 juillet 1920, Tonin lui annonça :

— Je voulais que tu ailles mieux avant de te le dire, mais finalement, c'est bien que tu le saches assez tôt pour pouvoir y réfléchir et te préparer à l'idée. Il y a quelques mois, j'ai fait la connaissance d'Alice, une amie de ma cousine, et nous envisageons de nous marier. C'est pour ça que je suis venu aujourd'hui. Je t'emmène.

— Je n'ai pas la force…

— Je ne te laisse pas le choix.

Bientôt, ils s'installaient à une table dans un café de Fournels. Un moment plus tard, son ami lui présentait sa fiancée et sa cousine, qui les avaient rejoints. Deux personnes de plus à être informées de son état.

Digérer, accepter, se relever, se dépasser, toujours.

Brune, les cheveux mi-longs, mince, la future femme de Tonin présentait un charmant minois. Probablement sereine et affable, elle parlait d'une voix posée, agréable à entendre, qui trahissait une sorte de mise en retrait, une timidité certaine. Une possible discrétion aussi. Mais son regard appuyé et happé en permanence par son fiancé ne pouvait dissimuler l'intensité de l'amour qu'elle lui portait.

Elle semblait si follement éprise.

Un instant, Victor souhaita qu'une jolie fille pose les mêmes yeux sur lui un jour. Mais ce genre de choses ne serait jamais pour lui.

Il resterait toujours un soldat blessé, attristé, estropié. Résigné.

Digérer, accepter, se relever, se dépasser, toujours.

*

Lorsqu'il fut rentré, la solitude et le silence furent propices à la réflexion. Il revoyait tour à tour son ami et sa jeune fiancée. Pourquoi Alice et Tonin avaient-ils été attirés l'un par l'autre ? Qu'est-ce qui faisait naître les sentiments d'amour ?

Était-ce l'esprit, les étoiles, le bon Dieu ? Était-ce l'âge, l'envie de séduire ? Il suffisait d'observer les rougeurs sur le visage d'Alice, il suffisait de suivre son regard, de voir ses pupilles, pour se rendre compte à quel point elle buvait toutes les paroles, toutes les mimiques, tous les gestes de son amoureux. Pour mesurer combien elle était éblouie par tout ce qui faisait Tonin.

*

Dimanche 4 juillet 1920

Tonin est revenu. Il n'a pas refait allusion à ma dernière cuite et à la bagarre. Par contre, il ne m'a pas caché qu'il est amoureux. Il m'a même présenté sa bonne amie qui s'appelle Alice.

À moi, ça n'arrivera jamais. J'ai été tellement mal et triste ces derniers temps, que je ne parviens même pas à être content pour eux. Ils veulent se marier dans un an environ. Tonin aimerait que je sois présent à son mariage, je ne sais pas encore si j'irai. Je ne souhaite pas vraiment me retrouver parmi la foule.

*

Et lui, comment en était-il venu à aimer Augustine ? À l'époque, il l'avait trouvée agréable à regarder et avait été traversé par une exaltation incontrôlable. L'attirance avait été immédiate, totalement irrationnelle. Obsessionnelle. Une puissance inexplicable qui, aujourd'hui, avait disparu.

D'un coup, d'un seul ?

Peut-être pas ? Peut-être progressivement, plutôt. Tout cela était passé par bien des étapes : les premiers doutes, installés par Dallaire ; la rencontre douloureuse qui avait initié la prise de conscience ; le refus de la trahison ; la déception ; la colère. Les mois avaient permis de s'habituer à l'idée. L'épisode du café, ultime et destructeur, avait achevé l'œuvre du temps, jusqu'à le faire sombrer dans l'abîme. Était-ce vraiment le fait de l'avoir perdue, ou le regard des autres et la déchirure du cœur ? Était-ce d'avoir été abandonné ?

Qu'est-ce qui avait lié ses parents ? Son état, à son retour, avait failli les séparer. Ils lui avaient permis une introspection qui l'aidait à comprendre les sentiments qui les liaient, à évaluer le respect qu'ils se portaient l'un à l'autre. Il savait, grâce à ses souvenirs d'enfance, combien une telle relation pouvait être difficile. Tout bien réfléchi, ce sacrement, ou plutôt ce contrat passé dans un couple lui inspirait maintenant, à cause de sa blessure, davantage la crainte que l'envie.

C'était peut-être mieux ainsi : comment se marier ? Comment trouver une femme malgré sa situation ?

Tous attendaient que lui, le fils, le frère, l'ami, soit à la hauteur de leurs espérances.

Cela faisait encore grandir sa honte d'avoir sombré.

En même temps, les lueurs de leurs yeux devenaient les lumières de son cœur, et rallumaient chez lui les flammes de la vie.

Il devait se reprendre. Mais il avait une grande digestion à opérer.

Il se remit à saisir quotidiennement dans sa main la photo d'Aimé Thivier et à arpenter, en conscience, tous ses tourments.

Coûte que coûte, il devrait continuer. Vivre avec le passé et ses conséquences. Survivre. Se relever, se dépasser, toujours. Se révéler.

Il avait la capacité physique d'apporter une aide réelle dans tous les travaux agricoles. Son père et Tonin avaient parlé de ses qualités d'homme. Un espoir ? Comme à chaque fois, ce mot lui fit tourner ses rêveries vers Aimé Thivier, qui, malgré ses mutilations, était marié et semblait heureux.

Même s'ils ne s'étaient pas écrit depuis longtemps, Victor pensait souvent à lui comme à un être exemplaire.

Il eut envie de relire la lettre qu'il lui avait envoyée en réponse, deux ans auparavant.

« 15 juillet 1918

Victor, mon ami,

J'ai bien reçu ta lettre, je réponds à ta demande avec plaisir.

Tout se passe pour le mieux, ici.

Nous vivons toujours au même endroit, avec mon épouse et les enfants. Nous avons la chance de beaucoup nous aimer, tous. Dans ma situation, ça aide bien.

Le temps passe, les enfants grandissent. Je continue à travailler, j'ai toujours mon emploi de professeur auquel je me suis préparé lors de ma formation, après que nous nous sommes quittés, toi et moi.

Tu trouveras, jointe à ces nouvelles, la photo que tu m'as demandée.

Tu sais que, si tu souhaites venir me rendre visite, tu seras toujours le bienvenu. Tu m'avais dit que tu n'étais jamais allé au bord de la mer, cela pourrait être une occasion... Même si les conditions pour se déplacer sont difficiles, à cause de notre invalidité, ce n'est pas quelque chose d'impossible.

Je t'envoie mes amitiés, ainsi que celles de ma famille.

Aimé Thivier

PS : Pense à traverser chaque jour avec courage, dans l'action, et en intensité. »

Il n'avait pas changé, même par écrit, il prodiguait ses petits conseils de vie. Un merveilleux bonhomme !

*

S'il avait su, Aimé Thivier, combien Victor était tombé au fond du trou, il ne l'aurait pas laissé faire, c'était certain. Comme l'avaient fait les médecins au temps de l'amputation, Aimé l'aurait secoué, bousculé, taraudé, avec ses mots encourageants. Au lieu de le laisser s'enfoncer dans le découragement et terminer ses après-midis à la cave, il aurait tout fait pour lui extraire du cœur le sentiment de déchéance qui l'avait à nouveau gagné. De sa joie contagieuse, il l'aurait gentiment invectivé, il l'aurait peut-être poussé dans des lectures menant à une réflexion positive. Dans la recherche du bonheur coûte que coûte.

Honte à lui ! Il ne voulait pas tomber dans la paresse et l'ivrognerie. Il ne voulait pas se faire nourrir, comme Ange Dallaire. Il n'avait donc plus d'autre choix que de se confronter à la réalité, sortir sur le terrain, suivre la famille et les voisins au champ, aider et se joindre au groupe des travailleurs, comme tout le monde.

Parce qu'il n'était pas question, cette fois-ci, qu'il cède sa place, maintenant que sa cheville était guérie. Il fallait profiter de tout. Travailler, montrer qui il était, prouver que sa blessure ne l'empêchait pas de jouer son rôle. Mais surtout, ce qui était plus important pour lui, revivre les moments de joie que l'on traversait inévitablement, pendant les travaux durs de l'été.

*

Il s'était préparé pour contrecarrer les difficultés que lui poseraient, à coup sûr, ces mouvements nécessaires qu'il n'avait pas réalisés depuis longtemps. Il s'était entraîné, plusieurs jours de suite, à parcourir le plus rapidement possible une surface de plus en plus grande, avec son pilon et son sabot. Et il avait fauché le petit pré qui jouxtait le jardin à l'arrière de la maison, ce qui l'avait rendu profondément heureux.

Le soleil se levait à l'horizon, illuminant les paysages alentour. Le travailleur avait ouvert sa fenêtre et s'était vêtu d'une chemise déjà un peu usée.

Tout en se faisant la remarque que les frottements sur sa cicatrice ne lui causaient maintenant plus de douleur, il ajusta avec soin le pilon à sa jambe. Animé du désir, plus grand encore que d'habitude, de le maintenir en place, il serra la ceinture autour de sa taille. Enfin, il fixa les bretelles qui descendaient le long de son torse, à l'avant et l'arrière. Aujourd'hui, en plus, il utiliserait la chaussure qui pouvait s'adapter au bas de la prothèse : elle permettrait de moins enfoncer dans la terre.

Il était prêt. Sa détermination le poussait. Ce matin, il ressentait une énergie nouvelle, une irrésistible ferveur de vie, une grande envie de se surpasser.

Il allait, enfin, relever son plus grand défi depuis son retour !

Lorsqu'il descendit rejoindre ses parents pour le départ au champ où des voisins viendraient prêter main-forte, une lueur de fierté brillait dans ses yeux. Aujourd'hui, il allait prouver à lui-même et aux autres qu'il n'était pas juste un estropié. Le métier auquel il se destinait était bien vivant en lui : il prenait conscience de l'appel de cette terre qu'il aimait, une invitation à se fondre dans la nature. Mais aussi, il était inondé du bonheur de se sentir utile et de contribuer à la prospérité de sa famille.

Ils retrouvèrent deux hommes des fermes voisines, qu'ils aideraient à leur tour dans les jours suivants. Victor était content de les revoir.

Les tonitruants « bonjour », agrémentés de chaleureuses poignées de main, les « ça fait plaisir de te revoir », accompagnés d'encouragements et de rires, décuplèrent aussitôt sa hardiesse.

Il était tôt, mais les dernières traces de fraîcheur matinale se dissiperaient vite et le travail en deviendrait plus harassant. Il fallait s'y mettre tout de suite. C'était lui la jeunesse de la famille, la vigueur, la force donc. C'était à lui de guider les faucheurs.

Il proposa de se tenir à l'avant-garde et, sans attendre de réponse, alla se placer à un bout du champ. Les autres suivirent, se positionnant à distance derrière lui. Bien vite, le son des faux qui tranchaient les gerbes se mit à résonner. Victor Mercier donnait le rythme, avec une ardeur incroyable qui se transmettait à tous.

Chaque fois qu'il abattait sa lame sur les épis mûrs et odorants, envoyant des gerbes de paille en l'air, le jeune homme, impressionné par sa propre agilité, gagnait une nouvelle victoire sur les souvenirs douloureux.

La moisson représentait bien plus qu'un simple travail. Il y célébrait la vibration de chacun de ses muscles, l'énergie brûlante de tout son corps, sa communion avec cette terre qu'il aimait tant.

Chaque geste ample transformait peu à peu le champ de blé en un tapis doré. Les hommes s'appliquaient, il n'était pas question que la faux oublie une seule touffe d'herbe : il en allait de leur réputation.

Le soleil brillait maintenant intensément dans le ciel d'été et la chaleur ajoutait de la fatigue et un défi supplémentaire aux travailleurs. La nécessité d'une pause commençait à se faire sentir.

Avant midi, Madeleine arriva, tenant par une anse bien ronde et régulière, un grand panier ovale à double couvercle qui contenait le repas. Une nappe à carreaux fut disposée au sol, sous le grand chêne en bordure du champ. Elle sortit les victuailles qu'elle avait préparées pour l'occasion. Des charcuteries alléchantes, des œufs durs, des bourriols[15], de la salade du jardin, du fromage de Cantal, une grosse tourte de pain, quelques fruits et un gâteau. Et bien sûr une bouteille de vin qui, n'étant pas réchauffé par la matinée à l'extérieur, ferait plaisir aux papilles des moissonneurs tout en décuplant la convivialité.

Les quatre hommes, couverts de sueur et dont les vêtements collaient au corps abandonnèrent leurs faux pour se regrouper autour d'elle. Au bonheur de partager ensemble le repas qui s'annonçait savoureux et à l'atmosphère de camaraderie qui régnaient, se mêlaient l'émotion, des rires et de joyeux bavardages. L'entraide renforçait le lien entre les familles. Se rassasier faisait du bien, détendait les hommes, leur redonnait de l'énergie. Après le fromage, un des voisins sortit son harmonica et en tira les notes mélodieuses de « La Chanson des blés d'or »[16]. Alors, Victor redevint le boute-en-train qu'il avait été et les autres, avec lui, entonnèrent les paroles.

---

15 Le bourriol est un mets originaire de Haute-Auvergne (Cantal) et du Rouergue (Aveyron) consistant en une crêpe de blé noir (sarrasin), à la base du panier-repas du travailleur.

16 Chanson créée en 1882 : paroles écrites par Camille Soubise (1833-1901) et L. Le Maître, musique par le compositeur Frédéric Doria (1841-1900). Cette chanson a connu un très grand succès jusque dans l'entre-deux-guerres.

Bientôt, la symphonie des faux repartit. Malgré la chaleur étouffante, Victor avançait avec ardeur. Il savait que, le soir, quand l'horizon serait en feu, il serait encore ici à trimer.

En sueur, épuisé, éreinté, à bout de force, cuit et coloré par le soleil. Mais tellement, profondément, heureux.

Au fond, il lui avait suffi de se mettre en action pour transmettre aux autres son courage inébranlable.

Pour voir sa force décupler par le rire intérieur qui s'élevait en son cœur.

*

Quelques jours plus tard, Madeleine Mercier se mit à frotter le fourneau comme jamais depuis longtemps. Dans la brillance merveilleuse se reflétaient son ardeur retrouvée et l'envie que tout aille bien. C'était son bonheur de mère qui, de retour, luisait dans la rutilance de la grande plaque sur laquelle chantait la bouilloire. Sur un coin, le fer à repasser chauffait.

Victor descendit et demanda :

— Tu pourrais me repasser ça, s'il te plaît ?

— Bien sûr, avec plaisir. Mais pas aujourd'hui, pas dans cet état. Quand je l'aurai lavé… Tu as enfin défait ton sac ?

— Oui, je me suis décidé… sinon il va rester indéfiniment ainsi, dans le fond de mon armoire.

— C'est nouveau, il y a du changement, du rangement, de l'organisation.

— Et j'en suis content, tu te doutes bien.

— Évidemment, si tu vides enfin tes affaires après trois ans, c'est que tu te sens mieux. Je retrouve mon fils d'avant, avec sa rage de vivre, sa volonté, son énorme capacité de travail.

— D'avant, pas exactement. Je suis quand même un peu transformé.

Elle désigna du doigt le torse de son garçon.

— Mais ce qui compte le plus, c'est ce qu'il y a là… Et tout le fauchage que tu as fait. Ton père et ta sœur le disent aussi, tu es exceptionnel, un vrai agriculteur, valeureux et efficace.

— Arrête.

Tous deux riaient. Elle ajouta :

— Non, je n'arrête pas : tu es merveilleux, tu as un cœur d'or et de l'amour à revendre. Je te souhaite tout le bonheur, mon fils. Je suis fière de toi… et aussi du magnifique panier de piquenique que tu m'as donné l'autre soir.

Le visage juvénile s'illumina d'un sourire éclatant.

— J'en fabriquerai d'autres, c'est sûr. Pour les vendre… Bon ! Je monte me préparer, je dois aller chez Tonin pour une partie de cartes.

*

Par un bel après-midi de septembre1920, Madeleine Mercier venait d'accrocher le seau à la potence du puits. Immédiatement après, elle avait appelé son fils : Augustine venait de faire une apparition dans la cour du domaine.

Victor s'était montré à sa fenêtre :

— Qu'elle m'attende à l'entrée de l'étable.

Il avait aussitôt abandonné son rangement dans le grenier, et était descendu par l'échelle, des pensées plein la tête. Augustine semblait être redevenue la fille simple, bien qu'habillée avec goût, qu'il avait connue.

Les deux jeunes gens se mirent à discuter sereinement, presque en amis.

— Bonjour Victor, je te ramène la photo.

Elle lui tendit une enveloppe :

— C'est toi qui l'as ? Je pensais qu'Ange Dallaire la détenait toujours. Lui et Corbinte, ils pouvaient bien la garder : vu leur comportement, Aimé ne peut être qu'un exemple pour eux.

— Je la lui ai reprise. Il dit qu'il n'en a pas l'utilité. En plus, elle t'appartient.

— Je n'en ai plus besoin non plus. De toute façon, Aimé Thivier m'en avait envoyé une autre. Elle est là-haut dans un tiroir. Quand Dallaire est venu me la faucher, par contre, je la regardais souvent, ... Tu n'es quand même pas ici juste pour ça, je suppose.

— Non. Surtout pour te dire au revoir, je m'en vais. Je pars à Paris rejoindre ma sœur. Je prends le train dans quelques jours.

— Comment ça ?

— Anastase ne veut plus de moi.

Victor prit un ton ironique :

— Et tu viens voir si je te veux ?

Le joli visage se rembrunit.

— Non, je te dis que je pars à Paris... je, je... suis enceinte, Anastase m'abandonne.

Manifestement, elle luttait pour ne pas laisser paraître son chagrin. Des sanglots dans la voix, elle poursuivit :

— Mes parents ne veulent pas que je reste. Je crois qu'ils ont honte de moi. Le seul souhait de mon père est de ne plus me voir ; il est très content que je parte à la capitale, il n'a pas envie qu'on me voie ici avec un bébé alors que je suis célibataire.

Jusque-là, elle avait réussi à retenir ses larmes. Mais en disant ces derniers mots, elle n'avait pas pu résister davantage. Devant sa détresse, la colère que Victor avait eu envie d'exprimer s'était un peu atténuée. Il était plein d'émotion aussi.

— Tu es une fille bien. C'est parce que tu es honnête, d'ailleurs, que tu es venue me parler. Je ne te cache pas que j'ai été vraiment très en colère contre toi... Courageuse comme tu es, tu t'en sortiras, c'est sûr.

— Merci. J'espère. Tu sais, Victor, je regrette de ne pas avoir été à ta hauteur. J'ai eu tort, je n'ai pas su comment faire. Je me suis laissé embarquer dans cette histoire avec Anastase. Qui ne pouvait pas durer, j'en ai conscience.

— C'est un peu tard... Vraiment, c'est intolérable qu'il t'ait abandonnée. Tu ne méritais pas ça. Il t'a amadouée, il t'a utilisée. Tu es jolie, il s'est mis en valeur par ta présence, il a profité de toi. Et maintenant que tu es dans une situation difficile, il te rejette.

— Je sais, j'ai compris.

— Cela prouve à quel point c'est un lâche, incapable de reconnaître ses torts et d'assumer ses responsabilités. Mais je ne suis pas surpris. L'arrogance, l'orgueil, et aussi... la faiblesse sont ses seuls... « atouts », si je puis dire... Je me demandais bien pourquoi une fille comme toi avait décidé de sortir avec lui. Et tout de suite, alors que je vois que ton ventre s'est arrondi et que bientôt tu auras un enfant, je suis triste pour toi... parce que tu vas devoir assumer ça toute seule, malheureusement ; ce n'est pas lui qui va t'aider. Ça m'étonnerait, en tout cas. Je ne sais pas si tu as eu un jour des sentiments pour ce type et si tu le regretteras, mais il est certain que lui n'aura pas d'état d'âme.

— J'ai conscience, aujourd'hui, qu'il ne m'aimait pas. Et même, qu'il ne m'a jamais aimée.

— Il est prêt à tout pour que les choses lui réussissent, même à enfoncer et démolir ceux qui sont autour de lui. Toi, par exemple... Là-haut, au front, il n'était qu'orgueil et méchanceté, que mépris pour les autres. Et pourtant, il n'avait rien de courageux, je te le dis. Une fois, nous nous sommes disputés, et même pire. On avait reçu l'ordre de monter au combat, il l'avait exécuté, comme nous tous. Mais ensuite, je l'ai vu faire demi-tour pour aller se mettre dans un abri, un endroit caché, une tranchée perpendiculaire où aucun supérieur ne venait jamais. J'ai eu le courage de lui dire ce que j'en pensais. Mais ce crâneur refusait de m'entendre. Nous en sommes venus aux mains.

— Vous vous êtes battus ?

— Oui, puisque je te le dis. Beaucoup d'autres se taisaient, devant son orgueil et son étalage d'argent. Comme tu le sais, pour moi, ces choses-là n'ont pas d'importance, elles ne m'ont pas empêché d'être franc et de lui claironner ses quatre vérités, parce qu'il s'était mis à l'abri au lieu de monter au combat. Je ferai encore pareil, si ça me chante.

— Il est surprenant. Je n'aime pas la façon dont il parle de toi. Il a pourtant fait la guerre, il devrait être compatissant.

— Je n'ai pas besoin de la compassion d'un type comme lui ! Il prend tout le monde de haut. Personne n'a envie d'être traité ainsi… Il t'a bien eue, avec son baratin de séducteur et sa belle voiture. C'est un drôle. Mais le Rebond va bientôt – permets-moi l'expression – « débonder », tu verras !

— Qu'est-ce que tu veux dire ?

— Bientôt, il fera profil bas quand il me croisera. On peut être riche, avoir toute la fortune du pays, et faire preuve d'intelligence. Mais crâner comme il le fait est inimaginable et vraiment pas très fin… Ça ne te ressemblait pas, de te mettre avec quelqu'un comme lui.

— Si tu savais comme je regrette.

— Puisque tu t'en vas et qu'il n'est pas capable d'assumer ses actes, si un jour je le rencontre, je lui dirai ce que j'en pense. Puisqu'il n'est pas apte à comprendre que son enfant est la plus belle chose qui puisse lui arriver, je n'hésiterai pas à lui parler de son attitude. Je le déteste.

— Moi aussi, je le déteste.

Il désigna de sa main le ventre d'Augustine :

— Malheureusement, ça arrive un peu trop tard ! Je te souhaite bon courage. Bien des épreuves t'attendent sans doute… Ce que tu t'apprêtes à faire, quitter tes habitudes pour aller vivre ailleurs, laisser derrière toi ta famille et tes souvenirs ne sera certainement pas aisé. Bonne chance pour ta vie. La mienne ne sera pas facile, mais j'ai trouvé une sorte d'équilibre.

— Je vois. Toi aussi, il te faut du courage…

— Avant que tu t'en ailles, laisse-moi te dire que je garderai toujours le souvenir de toi. Je sais maintenant que si tu t'es laissé piéger par Anastase, ce n'est pas de ta faute. Merci d'être venue.

Chapitre 13
FAUT-IL CROIRE EN L'AMOUR ?

MARTINE
Juin 2003
L'amour et le rêve

Le cœur de Martine déborde. Elle a mis toute son énergie dans les préparatifs pour cette sortie avec Pascal, tout son optimisme. Elle impression d'avoir revêtu les ailes de l'espoir.

Elle s'est maquillée, pomponnée, habillée avec goût, bien que simplement, pour aller au contact de la nature.

Ils sont seuls. Pourquoi avoir proposé de passer cette journée avec elle, sinon pour parler relation ? Ils ne sont plus des enfants. C'est un homme sérieux et franc, il lui dévoilera ouvertement ses sentiments, c'est sûr.

Aucun obstacle ne s'oppose à ce qu'ils s'aiment. Aujourd'hui marquera peut-être un tournant dans sa vie...

Ils ont convenu d'aller pique-niquer quelque part, non loin de Chaudes-Aigues. Les voilà partis à pied. Ils montent jusqu'en haut du village, laissent la salle Beauredon derrière eux et suivent le chemin entre les immenses falaises. Ficelle aussi semble tout heureuse, comme si le bonheur de sa maîtresse était contagieux. La clémence du temps contraste avec la fougue de la rivière qui tombe en tumulte, trombe écumeuse sur les pierres. À chaque fois que Martine vient ici, la large cascade l'enchante. Mais la joie qui l'inonde et l'enveloppe en cet instant lui semble mille fois plus intense et lumineuse : Pascal marche à côté d'elle.

La luxuriance du lieu se réchauffe au soleil qui éclaire, de là-haut, les parois abruptes. Entre ces rocs, elle se sent minuscule mais confiante.

Ils laissent la petite grotte à gauche, l'ancien moulin à droite, et avancent jusqu'au petit pont de bois où les deux ruisseaux confluent. Ils regardent longuement les jaillissements grisâtres et jaunes de la cascade sur les cailloux. Chacun reste dans ses rêves. Ils écoutent les chants que l'eau leur souffle. Pour Martine, des musiques d'espoir, de vie, d'Amour. Qui sait, ce dernier n'est peut-être pas loin ?

Il suffit d'y croire.

Elle regarde le profil agréable de Pascal. Il semble complètement absorbé dans ses réflexions. Son immobilité silencieuse la frappe. Le calme de son visage aussi. Posé et tranquille, il ne doit pas aimer que sa vie traverse des vagues. Est-ce pour cette raison qu'il est resté célibataire ? Quelles sont ses pensées en cet instant ? Elle n'ose l'interroger.

L'attitude de celui qu'elle attend réclame, impose le silence.

À ses pieds, le museau fourré dans les herbes, Ficelle traque sans doute quelque bestiole. À chacun ses occupations, à chaque être ses absorptions, ses instincts, son existence.

Se taire et patienter jusqu'à ce que Pascal s'extraie de sa rêverie. Elle se baisse, prend la petite chienne dans ses bras, pour l'empêcher de se salir le poil et le museau : elle l'a douchée hier.

Pascal se tourne vers elle :

— C'est où, que tu veux pique-niquer ?

— Devant la grotte de la Chauve, si ça te va.

— Tout à fait, je ne connais pas le coin. C'est loin ?

— Non, nous sommes passés à côté. Enfin, au-dessus de l'entrée et à côté du chemin qui y mène… Tu as faim ?

— Un peu.

— Mangeons maintenant, alors, si tu veux.

Ils font demi-tour, empruntent, à droite, un minuscule sentier entre des orties. Des renoncules et des silènes se sont parés de leurs fleurs jaune vif et roses. Quelle belle saison ! Le printemps, le temps des sorties, des envies, des amours.

Martine en a plein la tête.

Ils sont assis au bord de l'eau, prêts à se délecter des bons plats qui les attendent.

— Dis, Pascal, je voudrais te demander : tu n'en sais vraiment pas plus sur ma grandmère ?

— Non. Nous en avons déjà parlé l'autre jour, quand nous cherchions, au domaine. Si tu as juste organisé cette sortie pour me poser des questions sur tes ancêtres, je suis désolé mais ça ne m'intéresse pas, je ne suis pas venu pour ça.

— Je pensais que tu serais content de m'informer…

— Je t'ai déjà dit tout ce que je savais… Mince, je n'y crois pas. Il est impossible, ton chien, regarde ce qu'il a dans sa gueule…

— Oh non ! Je suis vraiment désolée…

Martine pouffe de rire, ce qui n'échappe pas à l'œil agacé de son invité.

— Il adore jouer avec les chaussettes, tu n'aurais pas dû les laisser traîner.

— Ça va être de ma faute, maintenant.

— Non, excuse-moi. Ce n'est pas ta faute, mais…

— Je sais, je n'aurais pas dû les laisser traîner.

— Ce n'est pas ce que j'ai voulu dire… Ficelle, viens ici, donne ça tout de suite.

— Peut-être, mais c'est ce que tu as dit ! Franchement, j'aurais préféré qu'il s'amuse avec autre chose. En plus, tu as l'air de trouver ça drôle. C'est vraiment agaçant.

— Ce n'est quand même pas dramatique…

— Dramatique, bien sûr que non. Mais moi, j'ai besoin de mes chaussettes. Maintenant elles vont être pleines de bave et toutes mouillées.

— Ne t'inquiète pas, je vais les lui reprendre et les laver. Ficelle, ici… je suis vraiment désolée.

Martine agite maintenant le jouet de son chien, qui court vers elle pour l'attraper.

— Tu racontes des âneries, tu ne vas pas te mettre à laver mes chaussettes… par contre, tu ferais bien de garder un œil sur ton chien à l'avenir.

— Je t'ai dit que je suis désolée pour cet incident. Elle est encore toute jeune. Le jeu, c'est de son âge !

— C'est bon ! Tu as raison. L'incident est clos.

***

LÉONIE
1944-1954
L'AMOUR À VINGT ANS

C'était un soir de juillet 1944, au moulin de Rochecombe, un des premiers jours où elle avait remplacé sa grand-mère. Elle avait interrogé ses parents.

— Vous connaissez le propriétaire du pré à côté ?

— Moi, non. Pourquoi ?

— Un homme gardait les bêtes dans le pâturage.

Son père se grattait la tête :

— Je crois que je sais... Ce pré appartient aux Mercier, les propriétaires du domaine de Rochecombe. Le père est mort il y a quelques années. Ça doit être le fils. Il avait fait la guerre, en 14-18 et était revenu gravement blessé. Il doit avoir entre quarante-cinq et cinquante ans, maintenant.

Sa mère avait alors questionné :

— C'est lui qui était resté longtemps sans sortir de chez lui ?

— Oui.

— On peut le comprendre, ça ne doit pas être facile de ne pouvoir se déplacer.

— Il s'était mis à boire. Il ingurgitait des litres de vin... La plupart du temps, il était ivre. Ses parents en étaient embarrassés !

— Il s'était bien marié, non ?

— Oui, il avait fini par trouver une femme. Elle avait du caractère, elle avait supprimé le vin à la table familiale. Il paraît même qu'elle lui cachait sa béquille et qu'il ne pouvait pas partir.

— Apparemment, ça a été efficace, on ne l'a pas beaucoup revu en état d'ivresse après son mariage.

— Depuis qu'il est veuf, on dit qu'il s'est remis à boire.

Léonie avait demandé :

— Il est veuf depuis longtemps ?

— Oui, ça fait déjà quelques années, sa femme est morte en 36 ou 37.

— Il avait bien au moins un enfant ?

— Une fille, qui avait peut-être huit ou neuf ans à la mort de sa maman. C'est la mère Mercier qui s'est occupée d'elle. Lui, il en était incapable. Incapable de travailler aussi.

— Où est-elle, maintenant ?

— Sa fille ? Je n'en sais rien. Ce sont des gens que nous n'avons jamais beaucoup vus. Ils ont eu leurs peines et leurs occupations, comme nous.

Deux phrases avaient suffi pour déclencher la parole et lui apprendre l'essentiel concernant l'inconnu.

La nuit suivante, des réflexions diverses l'avaient gardée éveillée pendant plusieurs heures : la guerre pouvait avoir des conséquences terribles, un soldat pouvait revenir blessé à vie.

À ce moment-là, tous les alentours souffraient quotidiennement des destructions, des incendies et des fusillades. Et son frère était au plus près de tout ça ! Une crainte de plus, une tristesse supplémentaire à celle occasionnée par la disparition de sa grand-mère.

*

Elle était retournée au pré quelques semaines après leur première discussion. Prêtant l'oreille, elle avait constaté que les bêtes paissaient dans la pâture contiguë. L'homme était sans doute là, au même endroit que la fois où il lui avait fait peur, presque un an auparavant.

Cinq ou six fois, elle était revenue. Elle avait jugé que vu ses blessures, vu son veuvage, vu tout ce qui lui était arrivé, il avait sûrement besoin d'un peu de compagnie. Peu à peu, ils avaient échangé quelques paroles à travers la haie. Peu à peu, la voix rauque du début s'était adoucie.

Peut-être que, tout simplement, malgré l'espacement de leurs rencontres, elle s'y habituait.

La frayeur qu'il lui avait faite datait maintenant de presque un an. Elle avait bien l'intention d'avoir une vraie conversation avec lui et de le voir réellement. Elle s'était préparée à cette éventualité et le jour était arrivé où elle espérait que la température printanière, clémente et agréable, le garderait de bonne humeur. Installée sous l'aulne, non loin du brise-vent contre lequel il était certainement adossé, elle était demeurée silencieuse, comme ignorant sa présence.

À l'affût de toute occasion qui se présenterait, cependant. Ce qui n'avait pas tardé...

— Je sais que vous êtes là, vous ne parlez pas aujourd'hui ?

— Si. Si vous voulez... mais, certaines fois, vous ne le souhaitiez pas, apparemment.

— Excusez-moi, je suis bourru de temps en temps. Mais je ne suis pas méchant.

— Heureusement, sinon, j'aurais peur... comme l'année dernière. Ça m'a suffi.

— Je comprends... ça fait déjà presque un an que nous nous parlons de temps en temps. Venez de ce côté.

C'était gagné : une réelle satisfaction. Elle avait contourné la haie pour le rejoindre. Progressivement, ils avaient fait plus ample connaissance.

Par la suite, en ouvrant la barrière pour faire entrer son troupeau, elle était heureuse, s'il était là.

Inconsciemment, elle avait laissé s'épanouir l'espoir de deviser avec lui à chaque occasion. Ils s'étaient vus, en moyenne, une fois par mois, les jours où c'était son tour à elle de garder les vaches, et où lui venait aussi, avec les siennes. Ils avaient fini par se tenir compagnie et par décider ensemble de leur prochaine rencontre.

Ils avaient joué à épeler des mots, à se dire de jolies phrases sur la nature, à inventer des poèmes, à lancer des cailloux vers une cible qu'elle installait en face d'eux...

À la longue, leur relation, leurs sentiments avaient encore grandi. Un véritable amour était né. C'était sans doute grâce à cette force émotionnelle, qu'il s'était confié à elle : une première fois, il lui avait raconté la blessure à la main.

*

Elle n'oublierait jamais cependant le jour d'août 1948 où il lui avait fait sa plus grande révélation concernant la guerre.

Parce que ce jour-là, elle avait enfin eu l'impression qu'il l'aimait vraiment

C'était une véritable épreuve pour lui de donner des détails sur ce qu'il avait vécu au front. Pourtant, il lui avait raconté – à elle, avait-il dit, et à personne d'autre – les épisodes qui avaient conduit à l'amputation de sa jambe.

Une preuve de sa confiance et de son amour.

Ce qu'il avait enduré !

La jambe arrachée, les brancardiers venus le relever sur le champ de bataille, avec leur char roulant.

Il avait repris connaissance alors qu'on le transportait ; on lui avait alors donné de la morphine. On l'avait ensuite emmené jusqu'à la voiture radiologique. Puis, plus tard, dans un train sanitaire. C'est ainsi qu'il s'était trouvé au milieu des malades à l'hôpital de Saint-Maurice.

Le réveil avec un moignon. Les soignants qui l'aidaient à se tenir sur sa jambe restante, les douleurs, les soins. La rééducation, le grand atelier où il avait appris, avec d'autres, la vannerie.

Et surtout, il lui avait fallu faire le deuil de ce qu'il avait été.

Informée de tout cela, Léonie avait eu mal pour lui. Un mal profond, une réelle compassion. Il lui avait semblé, même, qu'elle connaissait de lui chaque réflexion, chaque pensée.

Encore aujourd'hui, elle se sentait proche de Vémer, se rappelait tous les instants passés à ses côtés.

*

Le 3 septembre 1948, elle avait fait entrer les bêtes. Puis, trop heureuse d'aller retrouver cet ami avec qui elle conversait pendant des heures, elle avait couru. Lorsqu'elle était passée dans le sentier, sa robe s'était accrochée à des épines de ronce et un pan de tissu y était resté. Si bien qu'à chacun de ses pas, son genou apparaissait, découvert et nu. Elle s'était rendu compte que les mouvements de son corps n'avaient pas échappé à celui qui la regardait venir.

Elle avait réalisé qu'elle n'était pas seulement la compagne des jeux et des discussions, mais aussi une femme, avec ses rondeurs cachées. Pour la première fois, en voyant les yeux de Vémer posés sur sa jambe qui se dévoilait sous l'étoffe déchirée, elle s'était sentie frémir. Elle avait apprécié, avec enchantement, toute cette effervescence que lui causaient ses émois.

Comme à l'accoutumée, elle avait approché son front pour recevoir le baiser d'amitié qu'il lui donnait à son arrivée. En même temps, cependant, elle avait souhaité, pendant quelques instants, qu'il l'entoure de son bras et l'embrasse avec ardeur.

Leurs rires, leurs jeux, leurs échanges, c'était beau, merveilleux. Presque impudent, même, tellement l'intensité s'y agrippait avec une force inouïe. Mais pour l'heure, elle avait envie d'autre chose, de mots doux, d'amour. Car une force inaccoutumée, une étrangeté puissante la troublaient.

Soudain dévoilée, sa jambe lui donnait un corps. Un corps désirable et admirable qui la transportait dans des suppositions délicieuses. Il fallait qu'elle se rende à l'évidence, elle l'aimait, elle en était folle.

Et pourtant, il demeurerait certainement, vu son état, l'animal en cage qu'il avait toujours été auprès d'elle.

— Vous êtes belle, Mademoiselle.

Ce vouvoiement était une façon de garder la distance. Elle avait rougi, ébranlée par le compliment, toute empreinte de la félicité qui l'avait conduite ici, tout empressée et essoufflée par la course endiablée qui la projetait, avant chaque rencontre, le long du sentier du bonheur où tout s'oubliait.

Car son ami était la seule présence à son esprit et devant ses yeux. Son Vémer, son compagnon de chaque seconde. Celui vers qui, toujours, se tournait sa pensée, celui qui ressortait en filigrane, en chacun des gestes qu'elle accomplissait dans ses tâches quotidiennes.

Elle venait de réaliser qu'il vivait peut-être la même chose.

Le visage rubicond, elle se taisait. Il ne la lâchait pas des yeux ; à coup sûr, il évaluait son trouble. Et il était presque aussi rouge qu'elle.

— Je n'aurais pas dû vous regarder. Ne vous inquiétez pas, je ne vous toucherai pas.

— Vous me vouvoyez, maintenant ?

— C'est plus raisonnable.

Il avait dû penser qu'elle n'offrirait jamais ses charmes à un homme comme lui, vieux et estropié. Il avait dû retenir ses paroles et se contenir de l'enlacer. Il avait dû se caparaçonner, s'armer de courage pour se retrancher dans une relation platonique.

S'il avait su comme elle l'aimait ! Elle n'avait jamais oublié ce jour où elle avait compris qu'elle était devenue, pour lui, une femme.

Elle avait alors nourri l'espoir d'être un jour *sa* femme.

***

VICTOR
1921-1929
AIMER MALGRÉ TOUT

Lundi 6 juin 1921

Je me sens un peu triste. Ça m'arrivera probablement régulièrement, d'avoir des moments de détresse.

Augustine est loin, maintenant. Ce sera toujours mon plus grand regret, de ne pas avoir de femme. Ni d'enfants.

Parfois, je me demande encore si je n'aurais pas dû la garder auprès de moi. Mais finalement, ce n'est pas mon rôle d'assumer ses bêtises avec Anastase.

Celui-là, je n'arrive pas à accepter les souffrances qu'il lui a imposées. En conséquence, aujourd'hui, je lui ai écrit. Sans m'en rendre compte, j'ai failli mettre « Monsieur Corbinte » en entête, histoire de bien lui montrer la distance qu'il y a entre lui et moi. Mais finalement, j'ai opté pour « Anastase », car il serait bien trop fier si je l'appelais « Monsieur ».

Je n'ai pas de respect pour lui. J'écris cette lettre surtout en pensant à Augustine. Ça m'étonnerait cependant qu'elle ait un effet quelconque. Il ne me répondra certainement pas. Il ne fera sans doute rien pour elle et pour l'enfant.

Il n'y a que lui qui compte.

« 6 juin 1921

Anastase,

Depuis la bagarre du café, nous ne nous sommes jamais rencontrés.

Tu aurais pu venir me remercier, parce que je ne t'ai pas trahi. À part à Augustine, je n'ai raconté tes agissements de lâche à personne.

Quand tu as fui, là-haut, au front, je n'ai pas approuvé, tu le sais. Malgré ça, je t'ai compris. Ce jour-là au moins, tu es sûr de n'avoir tué personne.

Devant les armes, on ne peut avoir que le désir de se retirer, de s'extraire des hurlements de douleur et des horreurs.

J'ai eu peur moi aussi, nous avons tous eu peur.

On ne peut pas être fier d'infliger la mort à d'autres gars qui n'ont rien de moins que nous. On ne peut pas être fier de la guerre.

Tu as reculé, tu as eu la chance de ne pas te faire prendre, tu aurais été fusillé pour désertion.

Pour toi, ça a été une chance. Pour Augustine, on ne peut pas en dire autant… Est-ce que tu sais comment elle vit ?

En la laissant partir, tu as agi comme un malhonnête et un lâche. Incapable d'assumer ses actes.

Avant de s'en aller, elle t'a annoncé qu'elle était enceinte. L'enfant doit être né, maintenant. Est-ce que tu sais où ils sont à présent, lui et sa mère ? Est-ce que tu t'es renseigné ?

Je trouve regrettable que tu n'aies pas pris Thivier comme modèle.

Il a été un exemple pour nous tous. Comme toi, il a fait des études ; il est aussi riche que toi sans doute, sinon plus. L'argent ne fait pas de toi une personne intelligente. C'est bien dommage. Lui est plein de renoncement. Il aime les autres, contrairement à toi.

C'est vrai que quand tu m'as envoyé Dallaire et qu'il m'a volé la photo, j'avoue qu'elle m'a beaucoup manqué. J'étais persuadé qu'elle me serait utile et je lui en ai demandé une autre que j'ai rangée précieusement.

Je garderai toujours cet homme en exemple : sa photo, ses courriers, les souvenirs, ce qu'il nous a apporté à tous.

Il est ma ligne droite, ma marche à suivre.

Victor Mercier »

*

Jeudi 14 juillet 1921

Il y a un an que Tonin et Alice ne m'avaient plus emmené au bistrot à Chaudes-Aigues. Nous allions plutôt à Fournels. Mais là, nous y sommes retournés cet après-midi. Il y avait les copains d'avant la guerre, qui me soutiennent. À vrai dire, je ne suis pas tout seul à avoir ramené des souvenirs du front. Jean Perronin est bien amoché aussi. Pire que moi, encore ; il a perdu une jambe et un bras, lui. Tous les gars savent l'horreur que c'était là-haut. Les filles ignorent le détail de ce que nous avons subi, et c'est très bien comme ça : il vaut mieux que tous ceux qui n'y sont pas allés n'apprennent jamais ces horreurs.

On voit bien que cette guerre a changé les mentalités, les filles sortent davantage.

Tonin et Alice m'ont encore parlé de leur mariage. Ils tiennent à ce que je sois présent à leurs côtés, ce jour qui sera si important pour eux. Mais je ne sais pas encore si je parviendrai à franchir le pas, j'ai tellement de détresse dans mon cœur, je sais que je resterai toujours seul.

Dimanche 9 octobre 1921

Ça y est, mon cher ami Tonin Cassel est marié. Finalement, j'étais près de lui pour cette grande étape. Il est tellement gentil avec moi que je ne pouvais pas faire autrement que de l'accompagner pour l'un des plus beaux événements de sa vie.

À son mariage, j'ai retrouvé plusieurs personnes parmi mes connaissances, d'autres copains. Mais aussi, j'ai passé beaucoup de temps à discuter avec sa cousine. C'est une personne très agréable, consciente des terribles dessous de cette fichue guerre qui m'a coûté la jambe.

Lundi 13 mars 1922

Quand Tonin et Alice viennent, c'est toujours pour m'emmener quelque part, je les accompagne avec plaisir. Souvent, la cousine de Tonin nous rejoint également. Elle était ma cavalière le jour de leur mariage, c'est une très grande amie d'Alice. C'est d'ailleurs grâce à elle que les deux jeunes mariés se sont connus.

Samedi 20 mai 1922

Je crois que je suis en train de m'attacher à cette fille. Souvent, lors des rencontres du groupe, nous discutons assez longuement tous les deux, comme nous l'avions fait le jour du mariage.

Samedi 24 juin 1922

Cet après-midi, Émilienne et moi, avons encore passé un très agréable moment ensemble. Nous étions pourtant avec les autres. Mais j'avais l'impression d'être seul avec elle : pour mieux profiter de notre discussion, nous nous sommes assis côte à côte à une table, à l'écart du groupe. Je ne sais comment c'est arrivé, mais j'ai osé poser ma main sur la sienne. Elle ne m'en a pas empêché.

Dimanche 10 septembre 1922

Je suis heureux, je l'ai embrassée. Je crois qu'elle m'apprécie beaucoup.

Samedi 24 mars 1923

Elle a quatre ans de plus que moi. Nous nous voyons maintenant une fois par semaine. Je n'aurais jamais cru que cela puisse arriver un jour. Je crois que je suis fou d'amour. Elle doit m'aimer aussi, tout autant que moi je l'aime, puisque ça dure encore. Si ça continue, dans quelques mois, je lui demanderai peut-être de devenir ma femme.

Dimanche 7 octobre 1923

J'ai voulu savoir si Émilienne tient suffisamment à moi pour vivre à mes côtés et pour supporter les difficultés qui vont avec mes blessures de guerre. Nous avons longuement détaillé ma situation, elle semble totalement consciente des choses. Malgré ce qu'elle anticipe de notre vie future, elle accepte. Je suis le plus heureux des hommes. Maintenant, il va falloir que j'aille faire ma demande auprès de son père. Compte tenu de ma situation, ce n'est pas une mince affaire. J'espère qu'il donnera son assentiment. Alors, il ne nous restera plus qu'à trouver une date.

Vendredi 8 août 1924

Demain sera un grand jour. Quel profond bonheur ! Je vais enfin retrouver les ravissements de l'amour. En même temps, ça me fait peur : que dira-t-elle quand elle verra ma jambe ?

Vendredi 20 novembre 1925

Aujourd'hui, j'ai eu une belle satisfaction : un simple soldat, Fernand Marche[17]*, a été « couronné ». Ça ne va sans doute lui faire ni chaud ni froid, à lui, il y a longtemps qu'il est dans la tombe. Il est mort le 1er août 1916, fauché par les Allemands, alors qu'il portait un message au colonel Lebaud*[18]*. Pour cela, il devait courir à découvert sur mille huit cents mètres. J'imagine comment ça pouvait être assourdissant et affreusement épouvantable. Il s'était porté volontaire : quel bel acte de bravoure ! Son courage était sans faille, même dans l'enfer des détonations, au milieu des débris et, aussi, des cadavres. C'est finalement*

17 Fernand Marche repose à quelques centaines de mètres du lieu de sa dernière course, au milieu de milliers de camarades, dans la tombe n° 6649 de la nécropole de Fleury-devant-Douaumont.
18 Le colonel Lebaud a écrit un livre : « Actes de guerre – 1914-1917 », paru en 1932.

un autre, qui avait réussi à transmettre la missive. Mais le colonel avait dit qu'il se souviendrait de lui. Et il l'a fait. J'en suis content.

Lundi 12 juillet 1926

Il y avait longtemps que je n'avais écrit, tout allait bien. Mais hier, nous étions invités chez Joséphine et son mari, Antoine. Pendant le repas, ma sœur et ma femme se sont sérieusement disputées. Peut-être que leurs grossesses respectives les rendent plus agressives : j'ai eu comme l'impression qu'elles avaient chacune les nerfs à fleur de peau. Du coup, je ne sais pas quand je reverrai Joséphine, si je la revois un jour ! Pour une fois que nous avions laissé les parents un peu tranquilles, il y a eu cette fâcherie ! Pour l'instant, je décide de ne pas leur en parler.

Mercredi 3 novembre 1926

Ma chère Émilienne a enfin mis au monde notre premier enfant. Quel beau bébé ! Quelle belle petite fille que notre petite Jeanne ! Toutes les deux vont bien. Moi qui ne pensais pas que ça pourrait arriver un jour, je suis un mari comblé et un heureux papa. Ce bébé a bien mis du temps pour arriver. Peut-être avons-nous eu, l'un et l'autre, trop de coups durs auparavant, et que c'est ça qui a conditionné les choses. L'essentiel, c'est que mes deux chéries soient là. Et que tout aille pour le mieux.

Vendredi 21 juin 1929

JRLA

Mardi 25 juin 1929

JEA

***

MARTINE

Août 2003

Invitations

Ce dimanche, Martine Desriols a invité son père. Chacun a mis de l'eau dans son vin. Elle apprécie ces moments où ils sont tous les deux, surtout quand il semble de bonne humeur, ce qui est le cas aujourd'hui. La récente lecture du journal la questionne.

— Dans le journal de mon grand-père, à la date du 3 novembre 1926, il est écrit : « *Ma chère Émilienne a enfin mis au monde notre premier enfant. Quel beau bébé ! Quelle belle petite fille que notre petite Jeanne !* »

— C'est ta maman...

— Je sais bien.

— Je m'en doute, que tu le sais... ça a beau faire longtemps, je n'aime pas l'évoquer.

— Ça te ferait peut-être du bien, pourtant... Vous n'aviez jamais parlé de son enfance, elle et toi ?

— Si, bien sûr. C'est bien sa date de naissance, le 3 novembre 1926... Elle n'a pas toujours été heureuse, ta maman, tu sais. Elle aussi, avait perdu sa mère quand elle était petite.

— C'est bizarre. Dans les familles, les événements se renouvellent. Certains se reproduisent sur plusieurs générations. Pourquoi ?

Il ironise :

— Si tu comptes sur moi pour te répondre, tu peux attendre longtemps. Je ne connais rien à ces phénomènes et j'aurais tendance à penser qu'ils sont surtout les fruits du hasard.

— Vu le nombre de gens que je vois en consultation, qui me disent que des faits qu'ils ont vécus avaient déjà été vécus par leurs ancêtres…

— Ce sont des consultations de psychologie. C'est normal que les gens aient fouillé leur passé. Forcément, la vie étant ce qu'elle est, il y a des faits qui se reproduisent…

Il ne connaît rien à ce qui se passe dans la tête des gens. Autant cracher en l'air, ou passer à autre chose.

— J'ai lu aussi qu'en juillet 1926, ma grand-mère qui attendait maman, et sa belle-sœur, qui était enceinte aussi, s'étaient disputées. Tu sais pourquoi ?

— Aucune idée. C'est probablement à cause de cette mésentente entre elles que ta maman ne m'a jamais présenté sa tante Joséphine. C'est sans doute pour ça que nous ne nous voyions jamais quand tu étais petite… Tu n'as pas bientôt fini, avec tes questions ?

— Encore une, seulement une. En juin 1929 à quelques jours d'intervalle, il a écrit les deux groupes de lettres : JRLA et JEA. Tu sais ce que ça veut dire ?

— Non plus ! C'est un code, apparemment. Lui seul le comprenait, sans doute.

Décidément, son père n'est pas d'un grand secours.

Quoi qu'il en dise, les disputes semblent quand même se reproduire d'une génération à l'autre : Rochecombe n'est pas très loin de Chaudes-Aigues, son père avait une voiture, ils auraient pu rendre visite régulièrement à son grand-père. Pourquoi ne l'avaient-ils pas fait ?

*

Dans le grenier, en haut de la maison de Rochecombe, Martine et Pascal continuent le tri des objets des vieilles malles. Ils ont déjà mis de côté plein de vieux journaux que Pascal va apporter à la déchetterie. Chacun s'active.

Soudain, Martine s'arrête et regarde attentivement une photo : un couple. Elle a déjà vu l'homme quelque part. Plus jeune, sur une autre photo, peut-être. Il va falloir qu'elle compare.

— Pascal, j'ai trouvé ça. Regarde, tu le connais, lui ?

Dubitatif, Pascal fait non de la tête.

— Pas du tout. Tu sais, tout ce qui est ici appartenait à tes grands-parents. Ou à ta mère. Ni mes grands-parents ni mes parents n'ont vécu ici…

— Forcément, tu n'es pas un descendant de Joséphine.

— Peut-être certains objets qui sont ici lui ont appartenu, à elle aussi… s'il y en a, ils datent sans doute de quand elle était très jeune.

— Sans doute… Je garde cette photo pour la comparer avec une autre que j'ai trouvée en même temps que le journal de Victor.

— D'accord… Dis, je pense t'inviter à dîner, d'ici quelque temps. Tu serais d'accord ?

Ne pas montrer sa joie, ne pas montrer à quel point cette perspective l'enchante : il ne faut pas qu'il voie ce qu'elle ressent, qu'il se rende compte combien elle a envie de le connaître davantage.

Davantage !

— Oui, pourquoi pas ?

Chapitre 14
Journal de VICTOR

1942-1954
L'âge mûr

Vendredi 16 octobre 1942

Le monde va mal, la guerre m'afflige. Mais je refuse d'y penser : à chaque fois, ça me ramène à ces horreurs que j'ai vécues là-haut. Je suis affreusement triste.

Je crois que j'ai besoin d'amour… de tenir une femme dans mes bras… bien sûr, en pensant à ça, c'est Émilienne que je vois, que je sens encore près de moi. Comme nous nous sommes aimés, elle et moi…

J'ai relu la première lettre que m'avait envoyée Augustine. Savoir ce qu'elle est devenue ? J'aimerais connaître sa maison, son cadre de vie. Si je pouvais me déplacer facilement, j'essaierais peut-être d'aller lui rendre visite dans ce pays lointain où elle doit être encore. Il faudrait, de toute façon, attendre la fin de la guerre. Vu mon état…

Samedi 8 juillet 1944

Avant, je n'avais jamais de contact avec la personne qui gardait les vaches dans le pré à côté. Aujourd'hui est venue une autre femme, avec une voix très jeune. Elle a essayé d'établir le dialogue, mais j'avais envie qu'on me laisse tranquille. Cette guerre qui n'en finit pas, les boches qui assassinent à tout-va, tout ça me dépasse.

Mercredi 6 septembre 1944

Les boches sont partout dans les environs, la guerre gronde. Des hommes, par chez nous, ont pris le maquis. En ce qui me concerne, j'ai assez vécu de choses noires, et je n'ai plus envie d'écrire à ce sujet.

J'ai fait connaissance avec madame Bonhomme, quelqu'un de très gentil qui nous apporte son aide, car ma mère se fatigue plus vite maintenant. Elle habite près du moulin de Rochecombe et vient à pied. Nous avons décidé qu'elle nous rendra service régulièrement, à peu près une fois par semaine. J'espère que la guerre ne viendra pas la frapper sur le chemin. Nous sommes isolés, il y a peut-être moins de danger que dans les villes ou les gros villages.

Samedi 16 juin 1945

J'avais un peu envisagé d'aller vivre ailleurs après la guerre. Mais je suis bien, ici, dans mon domaine de Rochecombe que j'aime par-dessus tout et dans lequel j'ai grandi.

J'ai bien fait de quitter la ferme de mon beau-père, où j'ai vécu les premiers mois après mon mariage. J'ai bien fait, car le père d'Émilienne n'était pas facile et je n'aurais pas pu, en vieillissant, assumer tout le travail. Ici, les choses sont un peu à l'abandon, mais ça n'a pas grande importance, je suis seul à les voir. Le domaine renferme mes secrets, ma vie, mes angoisses, mes frayeurs, mes pensées. J'y suis bien.

C'est là qu'était ma vie quand j'étais jeune, c'est là qu'elle est encore, maintenant que je vieillis.

Vendredi 20 juillet 1945

Mère m'a dit qu'elle me trouve différent. C'est bien parce que je dois changer. Cette jeune Léonie, que je connais depuis un an, me fait beaucoup réfléchir. Je vais être heureux de communiquer avec elle. C'est d'ailleurs pour la retrouver que j'ai toujours envie de mener mes vaches dans le pré à côté de celui où elle fait paître les siennes.

Elle a des discussions intéressantes. Ma situation ne semble pas la gêner. J'ai l'impression d'être quelqu'un, plutôt qu'un estropié.

Du coup, je me suis remis à faire un peu de gymnastique. Ça faisait longtemps que ça ne m'était pas arrivé.

Habiter ici ne me permet pas de voir grand monde. Je passais beaucoup de temps à penser à ma vie qui n'a rien d'extraordinaire ! Voilà que maintenant, j'attends nos rencontres avec impatience et je passe mon temps à rêver…

Samedi 22 septembre 1945

C'est vraiment une relation fort agréable que nous avons, cette jeune Léonie et moi. C'est difficile, elle a la jeunesse, la beauté. Je pourrais être son père. Hier, j'ai été vraiment tenté. D'autant plus que je crois qu'elle m'aime. J'ai bien peur de céder à mes pulsions d'homme.

Vendredi 21 mai 1948

C'est pour toi, Léonie, que j'écris ces mots. Même si je sais que tu ne les liras pas, le fait que je t'imagine devant moi m'aide à exprimer ce que je ressens.

Je me rappelle la première fois que tu as fait le tour pour venir jusqu'à moi, une douce journée d'avril, il y a trois ans. Nous nous étions déjà parlé plusieurs fois à travers cette haie qui nous séparait. J'appréhendais énormément à l'idée que tu allais voir mon infirmité. Mais je crois que, dès le début, tout ce que tu as vu, c'est moi.

Les choses ont vraiment commencé, lorsque mes yeux se sont posés sur toi. J'ai eu soudain l'impression que mon cœur se rallumait.

J'avais traversé trop de peines, trop d'épreuves, et tout était noir en moi depuis des années. Alors, quand je t'ai vue arriver, quand j'ai réalisé que tu me considérais avant tout comme un homme, instantanément, je suis devenu autre. Quelque chose s'est réveillé, la vie a repris le dessus, je me suis remis à rêver. Peu à peu, tu as pris une place de plus en plus grande dans mon cœur.

C'est depuis aujourd'hui que j'en ai conscience. Cet après-midi, pour la première fois, tu m'as appelé « mon Vémer ».

Mercredi 22 septembre 1948

Ce soir, je me sens encore plus proche de Léonie. Jusqu'à présent, je ne lui avais pas raconté beaucoup de détails sur ma vie. Mais aujourd'hui nous étions bien, peut-être encore mieux que d'habitude. Cette sorte de confiance tacite entre nous me donne l'impression que nous pourrions tout nous dire. Elle est à l'écoute, toujours compréhensive.

En plus, elle est agréable à regarder. Je crois qu'elle m'inspire, je me suis laissé aller et je lui ai raconté la sordide bataille. Je ne pensais pas que tout ça pourrait sortir un jour. Maintenant, elle connaît les circonstances de ma plus grande blessure, celle qui fait qu'elle ne m'aura presque jamais vu debout.

Je ne l'aurais pas cru, mais ça a été facile de lui raconter ça. À croire qu'elle me libère la tête.

Pour libérer le corps, je fais mes mouvements de sport quotidiennement.

Samedi 12 mars 1949

La semaine dernière, ma chère maman est morte. Dix ans après mon père. Je me rends compte que pour lui, je n'avais rien écrit. Ma peine était si grande, aussi… il faut croire que j'avais moins besoin de mettre mes maux en mots.

Depuis la disparition de maman, il a fallu que je me débrouille pour tout gérer. Heureusement, madame Bonhomme est venue tous les jours, c'est une aide précieuse pour moi.

Je pense à maman. Les êtres s'en vont, c'est dans l'ordre des choses. Mais elle va terriblement me manquer : elle était à mes côtés depuis ma naissance.

Certes, elle n'a pas toujours vécu heureuse, en particulier à mon retour de guerre où elle a beaucoup souffert de ce qui m'était arrivé. En plus, papa, pour qui j'éprouvais une grande admiration – paix à son âme – ne lui a pas toujours montré que de la tendresse. Malgré ça, elle a assumé toutes les tâches qui lui revenaient. Lorsque ma chère Émilienne a disparu, emportée par la maladie, elle s'est occupée de Jeanne certainement autant, sinon plus, qu'elle s'était occupée de moi et de Joséphine. Elle a été une grand-mère modèle, comme elle avait été une merveilleuse mère.

Jeanne est heureuse à présent, avec son docteur et sa fille. Je lui souhaite beaucoup de bonheur. Chacun a droit à sa part.

Me voilà seul dans cette maison qui n'a jamais connu autant de silence qu'aujourd'hui. Je ne sais si je vais rester ici, ou si je vais me trouver un endroit où les choses seront plus faciles pour moi.

Peut-être je pourrais continuer à faire ce que je faisais déjà depuis des années, aller garder nos deux vaches. Après tout, je n'ai pas besoin de grand-chose, elles suffisent presque à me nourrir.

Voilà. Je vais devoir prendre de nouvelles habitudes. Ce n'est pas que nous discutions beaucoup, tous les deux, mais c'était une présence. Je ne peux faire autrement que d'accepter son absence.

Dimanche 3 avril 1949

Madame Bonhomme est revenue. Ce sera mieux pour moi, plus raisonnable en tout cas, de continuer à lui demander ses services. Pour elle, ça fait un petit plus, pour moi c'est réellement précieux d'avoir quelqu'un qui s'occupe de la maison et de ma lessive une fois par semaine. Elle m'aidera à m'installer dans la chambre où dormait Joséphine. Ce sera plus pratique pour moi. Puisque je vis seul maintenant, je ne risque pas d'empiéter sur l'indépendance de quelqu'un. Maman ne m'en voudra pas, elle me l'avait d'ailleurs suggéré plusieurs fois à mon retour de guerre.

Mardi 26 juillet 1949

Je ne pensais pas rencontrer une Léonie à Rochecombe. Elle a totalement changé ma vie. Dès le début, elle a été à l'écoute. Elle a été sensible à ma souffrance morale, à ma honte d'être ce que je suis, une jambe et des doigts en moins.

Car, lorsque les épreuves nous démolissent, seule compte l'impression que la vie nous abandonne. Seules comptent les heures passées à ruminer les choses difficiles de notre existence.

Léonie m'a remis sur les chemins que j'avais perdus, de l'émotion et de l'acceptation. Sur celui de l'amour aussi. Elle m'a obligé à sortir de moi-même, à réussir ce que je pensais impossible : retrouver un tant soit peu de joie. J'étais faible, elle m'a redonné force. J'étais handicapé, elle m'a dit humain. J'étais résigné, elle m'a donné de l'élan. Je devenais méchant, elle m'a donné de l'amour. Elle m'a transformé. Littéralement, totalement. C'est elle qui m'a remis en route dans la vannerie, dans plus de travail, dans la réflexion sur la nature humaine.

Lundi 17 octobre 1949

Cette fille est magnifique, elle me fait vraiment tourner la tête. Je crois que je suis amoureux, c'est de la folie. À plus de cinquante ans…

Nos rencontres me comblent de bonheur. Et il me semble que, dorénavant, la compagnie de madame Bonhomme me pèse. La compagnie de Léonie me suffit. Quand je reviens avec mes vaches, je n'ai qu'un souhait : me mettre sur mon lit et revivre, en pensée, les moments passés auprès d'elle. Elle est intéressante, nous discutons de grands moments.

Je suis bien, seul chez moi, et je me sens heureux quand je pense à elle. Je ne sais pas si j'oserais dire à madame Bonhomme que ce n'est plus la peine qu'elle vienne. De toute façon, son aide m'est quand même nécessaire.

Mercredi 28 juin 1950

Je viens d'avoir un autre coup dur. Je voudrais ne pas devoir y croire.

Il y a huit jours, un jeune homme est venu me voir. J'étais dans le pré avec Léonie. Heureusement qu'elle est là ! Quand il est arrivé, nous étions assis côte à côte, main dans la main.

Quand je l'ai vu débouler, tout vêtu de sombre, là-bas à l'autre bout du pré, j'aurais dû me douter que quelque chose de grave s'était produit. Mais je n'ai rien vu venir.

Il marchait à grands pas, en donnant la main à une enfant qui courait presque derrière lui. Je la connaissais à peine, pourtant c'était la mienne, ma chère petite-fille, ma petite Martine. Elle portait une jolie robe, colorée et fleurie. Accablée d'une tristesse profonde, elle pleurait et criait « maman, maman ». Pendant que cet homme me parlait de l'horreur, Léonie a emmené la petite et l'a consolée.

Ma chère Jeanne a disparu pour toujours. Je regrette vraiment de ne pas l'avoir côtoyée davantage. Si encore je pouvais me déplacer facilement… Je me retrouve, une fois de plus, tout au pied de la pente, au plus profond de ma détresse.

Le cancer de Jeanne et sa mort m'ont enseveli l'âme. Le bon Dieu, s'il existe, a décidé de ma jambe en moins, de mes doigts en moins, de la perte de mes êtres les plus chers. Ne pouvait-il pas faire en sorte que les choses soient juste normales ?

Jeudi 29 juin 1950

Qu'est-ce qu'il se figure, l'animal qui gère le monde là-haut ? Que les hommes sont heureux ? La terre est magnifique, les oiseaux chantent, mais les humains pleurent. J'encaisse ma douleur, qui coule sur mes joues en silence.

Lundi 3 juillet 1950

Aujourd'hui, c'était l'enterrement de Jeanne. Même avec un mari médecin, elle n'a pas pu être soignée de son cancer. Elle est partie rejoindre sa mère, mon Émilienne. Si le ciel le veut bien, dorénavant, elles seront ensemble, toutes les deux.

Comment ne pas être malheureux ? Comment avancer toujours plus loin, quand le sort nous frappe si fort régulièrement, immodérément ?

Mardi 8 août 1950

Il faudra que je retourne voir Léonie qui m'a soutenu, et doit se morfondre. Je me rappelle encore le terrible jour de l'annonce : Léonie et Martine sont revenues peut-être dix minutes plus tard. Léonie a dit : « Embrasse ton grand-père, Martine. Tu vas repartir avec ce monsieur pour aller voir ton papa. » Qu'elle était douce, la voix de Léonie, à ce moment-là ! Si elle a des enfants un jour, ils ne pourront qu'être heureux avec elle... Ma petite-fille est venue m'embrasser, et ils sont repartis tous les deux, pendant que je restais avec mes larmes. Léonie m'a proposé de me raccompagner chez moi. J'ai refusé, je n'ai pas pu. J'ai attendu un grand moment avant de rentrer avec ma détresse. Léonie sait que je suis terriblement triste. Je pense qu'elle me comprend. Peut-être sa présence m'aidera.

Vendredi 17 novembre 1950

Je n'ai pas revu ma petite Martine depuis l'enterrement. Je voudrais bien que mon gendre me l'amène. Je lui ai envoyé une lettre, mais il ne m'a pas répondu, ce qui est surprenant.

Vendredi 23 mars 1951

Moi qui avais envie de revoir ma petite-fille, je crois que c'est fichu. Mon gendre est venu m'insulter, parce qu'il se figure que je suis l'amant de Léonie.

Celui qui est venu m'annoncer la disparition de Jeanne a dû lui raconter ça. J'ai bien essayé d'expliquer les choses, mais il ne m'a pas écouté. Il ne veut rien entendre.

C'est vrai que Léonie est un amour de fille. Non seulement elle a un caractère en or, mais en plus elle est jolie. Nous sommes maintenant très proches, trop proches peut-être.

Souvent je pense à elle autrement que si elle était ma fille. Je voudrais bien l'avoir dans mes bras, lui donner le bonheur qu'un homme peut donner à une femme lorsqu'il la tient sous ses mains amoureuses et folles. Mais je ne parviens pas, je ne parviendrai jamais à franchir le pas.

Samedi 15 mars 1952

On sort à nouveau les bêtes.

Léonie est revenue, elle a eu vingt-cinq ans. C'est bizarre, nous avons la même date de naissance. Elle m'a dit qu'elle est amoureuse. Elle a une empathie immense, elle ne juge pas, ne calcule pas, ne s'occupe pas de mon état ou de mon âge. Je crois qu'elle m'aime, tout simplement.

Ce n'est certainement pas pour mon physique. Je suis beaucoup plus âgé qu'elle et ça commence à se voir, même si mon visage est encore peu ridé et si je n'ai pas beaucoup de cheveux blancs. J'ai cinquante-cinq ans passés.

Elle a voulu que je l'embrasse. Nous échangeons quelques baisers fugaces. Je m'en contente. Pour elle, c'est peut-être différent…

Pour franchir le pas, il me faudrait une bonne dose d'audace que je n'ai plus. Je n'ai plus la fougue d'un homme de vingt ans, et pourtant, je serais vraiment heureux de pouvoir aller plus loin. Mais faire l'amour avec elle m'est impossible. Émilienne m'avait vu avec mon handicap, elle avait vu mes moignons, elle m'aimait avec. Elle avait touché et senti ce qui restait de ma jambe. Léonie est si jeune, si fragile. Je ne peux pas lui imposer ça.

Je ne suis pas sûr que nos baisers lui suffisent. Je ne sais ce qu'il adviendra de notre relation. Une chose est sûre, je l'aime profondément.

Si c'était une fille de la ville, peut-être agirait-elle différemment. Mais avec moi, qui suis un des rares hommes qu'elle voit, elle se laisse aller, elle donne sa gentillesse, sa bonté, sa confiance. Léonie m'aime, Léonie restera à tout jamais dans mon cœur.

Mercredi 1er octobre 1952

Je l'aime, c'est tout. Elle m'aime, c'est tout.

Elle est belle, avec ses deux nattes remontées autour de son visage. Elle est magnifique, fraîche, à croquer. Une femme à aimer. Une femme que je ne peux aimer cependant.

Quand nous sommes ensemble, les heures défilent comme si elles étaient des secondes. Nous parlons, nous rions, nous nous embrassons. De temps en temps, je mets ma main sur son sein. Cela semble lui suffire. Je crois que si nous étions mariés, elle apprécierait mes caresses, mon amour, la fougue que je sens en moi et que je ne parviens pas à lui exprimer. J'espère que je ne vais pas flancher.

Il faudra bien pourtant qu'elle franchisse le pas un jour, et qu'elle se marie. Elle est faite pour avoir des enfants. Savoir où je serai à ce moment-là, moi, son pauvre vieux Vémer ?

J'ignore ce que je ferai, mais je devrai bien la laisser partir. Ce ne sera pas sans difficulté. Cela risque même de m'être impossible. Lorsque ce temps se présentera, il faudra bien que je la libère : c'est une femme adorable, elle mérite une vie d'amour, de vrai amour. Pas une vie auprès d'un estropié de trente ans son aîné.

Samedi 27 novembre 1954

Aujourd'hui c'est une Léonie bien triste que j'ai vue. Son père l'a suivie, il y a quelque temps, et découvert qu'elle avait des sentiments pour moi. Il veut l'empêcher de me voir. Il paraît qu'il est très en colère. Ça se comprend. J'ai bien conscience qu'elle pourrait être ma fille. Je ne peux pas être l'amant de quelqu'un de si jeune.

Samedi 4 décembre 1954

Ma décision est prise. Handicapé et vieux, je ne suis pas quelqu'un pour Léonie. Elle ne serait pas heureuse avec moi.

Il faut que j'arrive à me séparer d'elle, à la convaincre de vivre sa vie. Chaque femme a le droit d'avoir des enfants. Elle a d'ailleurs dit qu'elle en voulait. Je ne veux pas l'en empêcher, je ne peux pas m'y opposer.

J'essaie de me mettre à la place de ses parents.

Je vais lui dire que je ne l'aime pas, que je ne veux plus la voir, que notre relation est impossible. Elle sera terriblement déçue, mais je n'ai pas le droit de lui prendre sa jeunesse.

Cela va m'être insurmontable, je le sais : je l'aime de tout mon cœur, de toute mon âme, de toutes mes forces. Je suis content de lui avoir confectionné un panier, ça lui fera un souvenir.

Chapitre 15
TRANSFERTS D'AMOUR

MARTINE
Automne 2003
Déceptions et colères

Ce n'est pas possible !

Elle est en colère, contre son père à qui elle n'a pas encore tout dit.

Elle a envie de foncer jusque chez lui, pour lui sortir ses quatre vérités.

En attendant, elle va faire un tour de jardin, respirer, se calmer.

C'est ça que Léonie avait voulu lui dire si pudiquement... : « ce n'est pas ce que vous croyez... ». Ainsi, l'amour que Léonie et Victor avaient partagé avait été grandiose, mais platonique. Peut-être que quand on n'a jamais connu les bras d'un homme, comme c'était le cas de Léonie à l'époque, on peut se contraindre. Mais elle a la ferme conviction que l'amour et le partage de l'amour passent par le côté charnel. Aussi, ce qu'ont vécu Léonie et son

Vémer lui semble totalement inenvisageable. Ce n'est pas ce qu'elle souhaite, elle aurait l'impression d'une relation incomplète.

Son grand-père était resté longtemps seul, son père vit seul depuis des années. Est-ce qu il y a quelque chose d'héréditaire, dans le style de vie qu'elle mène aujourd'hui ?

Retrouver l'amour…

Sa fille, Amélie, a quitté la maison. Elle aimerait rencontrer quelqu'un pour passer du temps, partager de bons moments, apprécier les émotions qu'on lui donnerait et en offrir à son tour. Cette recherche, concernant la vie de son grand-père, l'a forcée à réfléchir, lui a permis de comprendre qui elle est, de se refaire une idée positive des hommes. Tous ne sont pas comme son ex-mari, évidemment. Il doit bien y en avoir qui sont réfléchis et posés. Qui, passée la cinquantaine, désirent recevoir du bonheur, et se préparent à en donner. .

Même si cela risque d'être compliqué – on ne vit pas seul plusieurs années sans prendre des habitudes dont il faut se défaire si on a une vie de partage –, elle sait que, maintenant, c'est son souhait le plus cher.

Sa compréhension des sentiments entre Léonie et Victor lui a permis un regain de vie, un sursaut qui la pousse vers un futur dont elle espère le meilleur.

*

Martine et son père, assis à la table de la salle à manger, prennent une boisson chaude en mangeant le dessert qu'elle a apporté. Près du poêle, Ficelle dort paisiblement.

— Il paraît que j'avais déjà rencontré Léonie Gibert avant que tu m'emmènes au moulin, le jour où quelqu'un avait fait un malaise.

— Tu reviens là-dessus ? Tu ne crois pas que c'est inutile ? Tu te fais plus de mal que de bien.

— J'ai envie de savoir, c'est tout. De comprendre ce qui s'est passé et pourquoi je n'ai pas beaucoup vu mon grand-père.

La voix trahit l'agacement, les paroles deviennent plus rapides, sèches, convaincantes :

— Tu ne l'as pas vu parce qu'il était handicapé, parce qu'il ne pouvait pas se déplacer facilement. Parce que je n'avais pas le temps, parce que j'avais du chagrin.

— Tu dois pouvoir m'en dire un peu plus, quand même. Est-ce que j'étais allée au moulin au moment de la disparition de maman, oui ou non ?

— Si tu savais comme tu m'agaces avec tes questions…

Il soupire avant de poursuivre :

— Puisque tu insistes… oui, tu avais rencontré cette femme, mais pas au moulin.

— Où, alors ?

— Dans le pré de ton grand-père, à côté du domaine de Rochecombe. Elle ne s'appelait pas Gibert, à l'époque, elle n'était pas encore mariée… Mais, comment tu sais que vous vous étiez déjà vues, toutes les deux ? Tu avais trois ans.

— Madame Gibert me l'a dit. Elle était avec mon grand-père au moment où nous y sommes arrivés.

— Elle se rappelle ces détails ?

— Oui ! Ça semble même avoir de l'importance pour elle…

— Ça confirme ce que je pensais. C'était quand même un drôle de type, ton grand-père…

— Qu'est-ce que tu veux dire ?

— Elle avait peut-être vingt ans, et lui, trente de plus. Quelle honte ! Il y a quand même un minimum de choses auxquelles il faut se conformer. Il ne respectait rien, et surtout pas la jeunesse de cette femme.

— Qu'est-ce que tu en sais ?

— Tout le pays était au courant qu'il fricotait avec Léonie Lacroix ! Il n'y a pas besoin d'en savoir plus, pour se faire une idée de ce qui se passait entre eux !

— Tu l'ignores, ce qui se passait entre eux. Tu n'as aucune preuve, tu n'as rien à dire. De quel droit te permets-tu de juger sans savoir ?

— J'ai des principes, figure-toi. Je n'aurais vraiment pas aimé qu'un homme de trente ans ton aîné pose son dévolu sur toi !

— Parce que tu te figures que la différence d'âge empêche les sentiments ?

— Quand même, c'est rare de voir une femme et un homme en couple alors qu'ils ont trente ans d'écart... elle aurait pu être sa fille.

— Il l'a profondément aimée. Mais, je te rassure, il l'a traitée comme si elle était sa fille, avec beaucoup de respect... À cause de tes principes, tu as voulu me cacher tout un pan de mes origines, au nom de racontars dont tu n'étais même pas sûr ? Je suis vraiment très en colère.

— J'ai considéré que tu n'avais pas besoin de savoir ça !

— Tu as eu tort. Quand j'étais petite, encore. Mais maintenant... je n'ai plus cinq ans. Il était veuf. On peut comprendre qu'il ait eu, de temps en temps, besoin de compagnie. Surtout dans son état !

— De compagnie, tu parles ! Ce n'était pas seulement de la compagnie, comme tu dis.

— Si, justement. Léonie était pour lui une amie. Même si les sentiments entre eux étaient très forts, il le dit lui-même dans son journal, il n'y a pas eu grand-chose de plus entre lui et elle.

— Et elle, elle t'a raconté comment elle avait vécu tout ça ?

— Oui. C'est la même version des faits, je te l'assure... Une chose est certaine, le jour où nous nous sommes rencontrées, elle et moi pour la première fois, alors que je pleurais et demandais maman, c'est elle qui m'a consolée.

— …

— Quelle drôle d'idée tu avais eu, de m'envoyer annoncer la nouvelle ? J'étais toute petite, c'était une situation particulière…

— Il était ton grand-père, je me disais que ta présence atténuerait un peu sa tristesse. Je voulais lui montrer qu'il n'avait pas tout perdu, qu'il avait une petite-fille.

— Je comprends. Mais qui est-ce qui m'y avait emmenée, ce jour-là ?

— Le mari de ta nourrice, tu te rappelles Mariette ?

— Bien sûr, on n'oublie pas une femme comme elle. Heureusement que je l'ai eue. Je crois que je vais aller les voir, elle et son mari.

— Et à quoi ça va t'avancer ?

— Déjà, ça me fera plaisir et certainement qu'elle sera contente, elle aussi. Et son mari me donnera peut-être d'autres informations. Je n'ai pas connu mon grand-père, pour ainsi dire, et toi tu ne veux rien me révéler, il faut bien que je me renseigne quelque part.

— Fais comme tu voudras. Moi, je n'ai pas envie d'en parler.

Les nerfs à bout, elle ne peut se contenir, le ton monte.

— Parce qu'après ça, tu t'es quand même permis d'aller le voir pour l'insulter !

— L'insulter ? Tu exagères.

— Il le dit lui-même dans son journal.

— Ma démarche n'était pas de l'humilier, mais de le convaincre. Il m'a juste répondu, d'un air arrogant : « Ne vous inquiétez pas, je suis on ne peut plus honnête avec cette demoiselle. » J'avoue que je n'ai pas beaucoup apprécié.

— Lui non plus, sans doute, tu te méprenais sur ses intentions.

— Écoute, j'ai pensé que ce serait mieux pour la jeune femme, cette Léonie Lacroix. Ensuite, je n'avais pas le temps d'aller chez lui avec toi, et comme il fricotait avec elle, je n'avais pas envie de t'y envoyer seule.

— Là, tu débloques complètement.

— Écoute, je suis resté seul, j'ai fait ce que j'ai pu. Et c'est mieux pour toi que je t'aie protégée.

— En l'occurrence, il n'y avait pas grand-chose à protéger…

— J'ai cru bien faire. Il ne faut pas me demander davantage.

— Ce n'est pas énorme, quand même. Je veux simplement savoir. Comme tu refuses de m'expliquer, je vais me renseigner ailleurs.

— Puisque tu veux tout savoir, il faut que je te dise : quand ta maman était malade, elle avait voulu revoir son père. Peut-être elle sentait qu'elle ne vivrait pas longtemps. Nous étions allés tous les trois à Rochecombe.

— Merci pour l'information. Au revoir.

Une grande animosité envers son père agite Martine. En même temps, elle vient de réaliser qu'il a vécu seul depuis son veuvage. Il était jeune pourtant. Est-ce pour l'élever, elle ? Une autre femme à ses côtés l'aurait soutenu dans les épreuves. A-t-il cherché ? A-t-il été incapable de faire le deuil ? Est-ce qu'un homme peut rester seul ? Il y a tant de personnes dans la solitude, comme lui comme elle.

*

Dans la semaine suivante, elle est assise devant un thé dans la cuisine de Mariette. Le mari de sa nourrice lui donne la réponse :

— Finalement, ce n'est pas moi qui y suis allé. Je ne pouvais pas. Je n'ai jamais vu ton grand-père.

— Mon père pense que c'est vous qui m'avez emmenée.

— Je lui ai dit pourtant, à l'époque, que je ne pouvais pas et que ce serait un ami à moi qui t'emmènerait.

— Il a oublié, apparemment.

— Vu les circonstances, ça peut se comprendre, il avait autre chose en tête.

— Tant pis si vous ne pouvez rien me dire de plus.

— Mon ami m'avait rapporté que ton grand-père était en bonne compagnie, ce jour-là. D'ailleurs, ça n'avait pas plu à ton père.

— À part peut-être le jour de l'enterrement de ma mère, je n'ai jamais revu mon grand-père.

— Ton père était en colère contre lui à cause de la présence de cette jeune femme. Tu ne t'en souviens pas ?

— Absolument pas, j'étais trop petite… ou trop choquée. La mémoire, dans ces momentslà… quand on est dans la détresse.

Mariette compatit :

— Forcément, quand une petite fille perd sa maman… J'ai fait ce que mon devoir me dictait, tu sais. Je suis bien contente d'avoir été là pour toi… Et aussi de ta visite d'aujourd'hui. Ça fait bien plaisir de te revoir, tiens !

— Je viens de temps en temps quand même !

— Oui, c'est très gentil, d'ailleurs.

— Je ne t'oublierai jamais, Mariette. Tu as été mon sauveur ; auprès de toi, j'ai trouvé un peu de l'affection qu'une maman peut prodiguer à son enfant. Merci.

*

Juillet 2003

Martine arrive à SaintChély, passe devant la Croix des Anglais, qu'elle aime bien, comme tout élément du petit patrimoine[19]. C'est un jour ensoleillé et heureux. Elle attend

19 Petite croix de pierre qui commémore la bataille menée contre les mercenaires anglais par les habitants, et leur victoire, en 1363.

avec impatience de connaître le lieu où habite Pascal, de pouvoir s'imaginer cet homme dans son univers à lui, dans sa maison. Comment vit-il, seul dans son chez-lui ? Est-ce qu'il y a du bazar partout ? Est-ce qu'il fait le rangement régulièrement, le ménage ? Est-ce qu'il laisse traîner de la vaisselle sale ? Est-ce qu'elle aimerait vivre dans cette maison ? Avec lui ?

Tout à sa rêverie, elle se gare sur la petite place du Foirail, non loin du donjon[20]. Elle ferme la portière juste au moment où la cloche de l'église fait retentir le gong de 18 h 30.

Un peu fébrile, mais tout heureuse, et avec beaucoup d'espérance concernant ce nouveau rendez-vous, elle appuie sur la sonnette.

Pascal vient ouvrir. Salutations, sourire, les trois bises traditionnelles. Elle le suit dans le salonsalle à manger.

Quelque chose surprend Martine, mais elle n'a pas le temps de dire quoi que ce soit :

— Je suis content de t'avoir invitée. C'est comme si ma petite sœur découvrait ma maison.

— C'est vrai, ça me fait plaisir d'être ici.

— C'est normal, on a souvent envie de connaître mieux les lieux où vivent les gens qu'on apprécie. D'ailleurs, j'ai bien aimé venir chez toi, l'autre fois, avant le pique-nique…

— Tu reviendras… Au fait, excuse-moi, je suis peut-être un peu en avance. Je me suis dit que si tu avais besoin d'aide, je pourrais te donner un coup de main…

— Ça aurait pu, en effet. Mais tu vois, ce n'est pas le cas, tout est prêt ! Et puis, je ne me suis pas trop tracassé pour le repas. C'est simple.

— C'est comme ça que c'est le mieux. J'aime la simplicité.

— Je sais, c'est plus facile ainsi, d'ailleurs. En général, je ne m'embarrasse pas de gens compliqués…

---

20 Érigé au XIIIe siècle, c'est un donjon clocher sans église.

— Moi non plus. Il y a des choses suffisamment pénibles à traverser dans nos vies, sans aller en rajouter inutilement.

— Je suis bien de ton avis.

— Excuse-moi, Pascal. Je ne voudrais pas faire la curieuse, mais… tu attends quelqu'un d'autre ?

— Oui, puisque j'ai mis trois couverts !

Elle sourit.

— Et… qui est la troisième personne ?

— Tu le sauras quand elle arrivera !

— Je vais devoir patienter, alors.

— Tout à fait.

À part des banalités, ils n'échangent plus grand-chose, jusqu'à ce que la sonnerie retentisse. Pascal semble soudain tout content, enjoué, enthousiaste. De la porte de la cuisine, près de laquelle elle se trouve, Martine voit ce qui se passe à l'entrée. Elle n'en aurait cependant pas eu besoin pour comprendre :

— Bonjour ma chérie !

C'est dit avec de l'amour, et probablement un regard tendre et doux.

C'est mort !

Mort, tout l'enthousiasme qu'elle avait avant d'arriver.

Morte, toute l'envie qu'elle a eue de rencontrer Pascal différemment.

Et surtout, mort, tout l'espoir qu'elle a nourri à propos de cet homme. L'autre finit d'entrer, il la prend dans ses bras. Un petit baiser sur la bouche.

— Martine, je te présente Mireille.

Elle s'efforce de faire bonne figure.

— Bonjour.

Elle a été d'une froideur glaçante. Consciente de la distance qu'elle a mise entre elle et la nouvelle arrivante, elle se dit qu'il faudrait éviter ça…

— Bonjour… vous êtes… Martine ?

Pascal intervient :

— C'est bien ça. Je te présente ma demi-cousine.

C'était pourtant évident... il a toujours évoqué leur pseudo lien de parenté. C'est elle, qu s'est fait des films !

— Bonjour, Mireille. Je suis contente de vous connaître.

— Vous allez vous tutoyer, ce sera mieux. On ne va pas faire des manières entre nous...

Martine se ressaisit et sourit :

— Bien sûr, tu as raison. Je suis contente que tu me présentes ton amie. Tu ne m'avais pas dit...

— Je voulais te faire la surprise. Les choses arrivent au moment où on s'y attend le moins. Mireille et moi, sommes ensemble depuis quelques semaines. Et comme nous ne nous sommes pas vus, toi et moi, je n'ai pas eu l'occasion de t'en parler... J'avais pensé que Mireille serait ici avant toi. Mais, tu es arrivée en avance, c'est très bien aussi !

— Excuse-moi...

— Pas de problème.

*

Elle rentre chez elle, dépitée. Pendant un long moment, elle rumine dans le canapé. Elle est partie avec l'espoir et revenue abattue.

Le manque d'amour, ça vous tourne la tête. Ça vous fait imaginer des choses ! Elle s'était mis des tas d'idées dans la cervelle, en pensant qu'il nourrissait quelque sentiment pour elle.

Il faut, dorénavant, voir l'avenir différemment. Faire le deuil d'une éventuelle relation avec Pascal.

Quelle douche froide !

Aimer, non.

Amère !

Pourquoi a-t-elle tant espéré de ce repas avec lui ? Pourquoi s'est-elle imaginé qu'il l'invitait pour lui faire une déclaration ? Jamais il n'a fait allusion à quoi que ce soit, la concernant. Jamais il n'a eu un geste qui aurait pu lui montrer qu'il espérait d'elle autre chose que de l'amitié. Au contraire, il a toujours mis en évidence le lien « familial » qui existe entre eux, parlant d'elle comme de sa demi-cousine.

Il n'est peut-être pas le plus bel homme de la terre. Mais le jour où elle l'a connu, après la première impression, alors qu'ils buvaient une boisson chaude près de la cheminée, elle l'a bien apprécié.

Et aussi les quelques fois où ils ont cherché des documents et trié des papiers à Rochecombe. Quelque chose de sympathique et agréable émane de lui. Souvent, il lui a paru doux. Chaleureux aussi.

Pas toujours.

Non, pas toujours.

La première vision de lui n'avait pas été des plus favorables. Elle revit, en mémoire, sa visite de janvier au domaine. Elle a eu une trouille bleue en l'apercevant sur le perron. Comme l'apparition subite de quelque croque-mitaine. La voix lui a semblé aussi glaciale et effrayante que la grande maison austère et abandonnée, dans la blanche nuit de neige.

Quand même pas marrant, parfois, le garçon. Capable de briser l'amour de sa vie, par peur d'être casé. Il n'avait même pas l'air de s'être posé la question de savoir comment sa fiancée avait pris la chose à l'époque. Un égoïste, peut-être.

Il y a eu aussi le jour du pique-nique où il a mal pris l'épisode avec Ficelle. Elle, par contre, a trouvé ça bien amusant que la petite chienne lui pique ses chaussettes. Dans un rire intérieur, elle appelle l'animal, qui vient, d'un saut, s'installer sur ses genoux.

Enfin, c'est quand même incroyable, qu'il n'ait pas eu l'idée de l'informer que sa copine serait présente, lorsqu'il lui a téléphoné pour l'inviter à ce repas. Peut-être n'a-t-il pas osé ? Mais peut-être, aussi, a-t-il voulu lui montrer qu'il ne ressent rien pour elle. Quel manque de délicatesse ! Quelle drôle de façon de faire !

En fin de compte, il n'y a sans doute rien à regretter. Les choses sont ainsi. Chacun a son caractère. Ils se reverront dans d'autres circonstances. Il restera une connaissance, quelqu'un à fréquenter juste comme un demi-cousin.

***

LÉONIE
1950-1954
L'AMOUR IMPOSSIBLE

Elle avait vingt-trois ans. Victor et elle étaient ensemble. Appuyée contre lui, elle profitait du moment de douceur. Ils oubliaient que les malheurs arrivent vite. Ils étaient bien, tous les deux, bras entrelacés, adossés à la grande pierre de leur amour, près de laquelle ils avaient discuté la première fois qu'ils s'étaient vus. La pierre qui les avait, en quelque sorte, scellés l'un à l'autre.

Le chien avait jappé. Elle avait ouvert un œil. Un homme dans la trentaine, l'air grave, arrivait avec une fillette en pleurs. Un peu mal à l'aise, elle s'était empressée de se lever pour s'éloigner de Victor.

Elle avait emmené la petite, lui avait caressé les tempes et réussi à la calmer. Elles étaient descendues, main dans la main, jusqu'en bas du pré. Pendant ce temps, l'homme annonçait à celui qu'elle aimait le départ de sa fille pour l'éternité.

Aujourd'hui, en pensant à ça, Léonie a des larmes plein les yeux. Elle trouve la vie trop injuste.

Elle n'avait pas revu Victor pendant plus d'un mois.

*

Début décembre 1954, il lui avait jeté :

— Je ne sais pas si ce sera bien que nous nous revoyions après l'hiver. Il va falloir songer à te marier, c'est de ton âge. Je ne suis pas un avenir pour toi.

— Pourquoi tu dis ça ? J'ai envie de rester avec toi, moi.

— Toi, peut-être. Moi pas.

Elle souriait, incrédule.

— Tu rigoles, tu me fais marcher !

Mais il demeura ferme et impassible.

— Pas du tout. Je refuse que tu aies des regrets un jour.

— Des regrets ?

— Tu es jeune, jolie, avenante. En âge de te marier. Il n'est pas question que je te prenne ta vie.

— Nous partageons tant, nous éprouvons tant de joie à nous retrouver…

— C'est vrai. Un vieux handicapé comme moi ne te rebute pas ?

— Pas du tout, c'est la richesse intérieure, qui compte…

— Quand tu auras un soupirant de ton âge à tes côtés, ma richesse intérieure, comme tu dis, s'envolera bien vite. Tu oublieras tous ces moments que nous avons vécus. Ce ne sont que des mots, des regards, quelques petites embrassades…

— Si, pour toi, ça se réduit à si peu, ça me rend bien triste.

— Ce n'est pas ça…

— Eh bien alors ?

D'un geste de la main, il avait écarté toute sensibilité, toute émotion, tout espoir. Le ton montait, il devenait ironique.

— C'est bien, de passer du temps tous les deux, comme nous le faisons. Mais, ça n'assurera ni ton gagne-pain ni ta descendance.

— Pourquoi pas ?

— Parce que, comme tu le sais fort bien, je suis handicapé, je ne peux subvenir aux besoins de personne et surtout, j'ai trente ans de plus que toi. C'est inéluctable. Tu peux comprendre qu'à mon âge, vu les circonstances, je n'ai pas envie d'une autre famille.

Elle voudrait parler, mais elle n'en a pas le temps, il poursuit :

— C'est bien dommage si ça ne te convient pas. C'est ma décision. Elle est prise, définitive et donc inchangeable… Tu verras, au fur et à mesure que le temps passera, tu apprivoiseras ta réflexion. Tu te tourneras vers le positif, tu oublieras. Quand tu auras des enfants, tu me remercieras.

Cette terrible déception lui avait glacé le cœur.

Elle s'était sentie abandonnée, à l'époque. Tellement triste, seule, inutile et insignifiante.

Pas aimable, puisqu'il ne voulait pas l'aimer.

Par la suite, elle s'était dit qu'elle l'avait laissé décider de sa vie pour elle et qu'elle n'aurait jamais dû accepter de le quitter.

Elle aurait dû se douter qu'il faisait le dur, ce jour-là. Que c'était pour être sûr de ne pas flancher, qu'il s'était montré autoritaire, irascible, inflexible.

Pour son avenir à elle, il en avait eu le courage et aussi la force.

Aujourd'hui, elle se dit qu'il avait raison. Ses petits-enfants, Hugo et Corentin, ainsi que leur papa sont ses plus grandes richesses de vieille dame.

Il faudra qu'elle invite toute sa petite famille un jour, avec Martine.

*

Martine a bien fait de lui prêter le journal de Vémer.

Les mots de Vémer, les phrases de Vémer, toutes les peines qu'il avait subies, les désespoirs qu'il a racontés lui ont permis de mieux le connaître, de savoir qui il était vraiment, de le comprendre. L'histoire de Vémer lui a ouvert les yeux.

Et ajouté du bonheur au bonheur.

Elle se sent follement heureuse : Vémer l'aimait profondément, il l'avait quittée par respect, par amour.

Elle avait été si longtemps affligée de son manque d'estime pour elle-même, qu'elle s'était promis de ne jamais parler à quiconque de sa relation avec Vémer.

Ne pas dévoiler la profondeur des sentiments que Vémer et elle avaient éprouvés l'un pour l'autre.

Elle avait pensé que ce serait son secret pour toujours.

Mais Martine en a eu l'intuition. Martine sait. Et c'est bien.

***

VICTOR
1956
LES BILANS

Lundi 3 décembre 1956

Je ne crois pas que je vivrai encore très longtemps. Vu ma solitude et mon état, je n'en ai plus envie. Je quitterai ce monde ici, dans le silence de ma maison de presque toujours.

Son cancer a tué ma chère fille, ma petite Jeanne. Ce n'est pas juste, c'est moi qui aurais dû mourir. Elle n'est plus là depuis longtemps. Elle a été ma plus belle richesse, le prolongement de moi-même, la mère de ma petite Martine que je n'ai pas revue depuis six ans.

Mon Émilienne est partie trop tôt aussi. Le parcours difficile de sa jeunesse n'avait pas suffi sans doute ; il a fallu qu'elle attrape la tuberculose, cette terrible maladie.

Je souhaite que sa petite-fille, notre petite Martine, qu'elle n'a pas connue, apprenne un jour la raison pour laquelle je ne l'ai presque jamais rencontrée. Peut-être les cieux voudront-ils qu'elle trouve ce cahier.

Léonie m'aime encore, sans doute. Mais elle est trop jeune. J'espère que ça lui passera avec les années… Je souhaite que son existence lui sourie et qu'elle soit heureuse. Elle aura peut-être la chance de trouver un homme de son âge et d'avoir des enfants. Il me paraît si important de laisser quelque chose de soi, pour la suite. C'est pour cela que j'ai souhaité, il y a deux ans, que nous arrêtions de nous voir. Elle avait perdu beaucoup de temps à cause de moi…

Je ne crois pas qu'elle fréquente quelqu'un pour le moment. J'essaie d'avoir des nouvelles par madame Bonhomme qui est sa voisine.

Il me reste beaucoup de questions sur Augustine, qui a quand même marqué ma vie.

J'ai bien fait de garder ses lettres et de les relire quand j'en éprouvais le besoin. Elles m'ont peut-être empêché, à certains moments, de commettre l'irréparable.

J'aurais vraiment aimé savoir ce qu'elle est devenue, là-bas, si loin, toute seule. Quelle a été sa vie ?

J'ai souvent pensé que notre existence tient à peu de chose et qu'il suffit parfois de quelques secondes, d'un mot bien choisi, d'une parole, d'un sourire, pour faire tout basculer dans le bon sens ou dans le mauvais. C'est certainement avec quelques phrases bien pensées qu'Anastase Corbinte avait réussi à détourner toutes les bonnes volontés d'Augustine.

Il a bien dû se douter que l'enfant qu'elle portait était né. Est-ce qu'il s'est seulement posé des questions les concernant ?

Quand elle est venue me voir avant de partir, j'aurais peut-être dû la recueillir, avec son bébé. Même s'il n'était pas le mien, je m'en serais accommodé. Et nous en aurions certainement eu d'autres.

Tonin m'a dit l'autre jour qu'Anastase traîne quelquefois dans les rues de Chaudes-Aigues. On entend qu'il est revenu ici, quand il s'est rendu compte qu'il n'aurait pas d'enfants avec la femme qu'il avait épousée. Il avait trouvé là, paraît-il, bien plus forte que lui. Bien plus riche aussi. Elle n'avait pas accepté de vivre par ici, dans sa maison à lui. À force de disputes, ils auraient décidé de se séparer, elle lui aurait mis ses bagages au portail et il serait revenu dans le hameau de son enfance.

Si j'avais recueilli Augustine et le bébé, qui sait si, à ce moment-là, il ne serait pas venu me demander de lui rendre l'enfant ?

Jour de Noël 1956

Qui pourrait s'intéresser un jour à mon histoire, à part ma petite-fille ?

Avant de clore ce journal, je souhaite dire à ceux qui le liront de toujours penser à l'amour plutôt qu'à la guerre.

Malgré les difficultés que j'ai rencontrées, je trouve que le temps s'est envolé. Il a fallu que j'explique, que je montre, que je démontre même, à chaque personne que j'ai côtoyée – sauf à Léonie – que je n'étais pas seulement un produit de guerre et un estropié.

Ce n'était pas moi, mais une partie de moi qui avait disparu. À présent, j'ai envie que tout cela se termine pour de bon. De ne plus être rien du tout, et d'avoir enfin la tranquillité éternelle.

ÉPILOGUE
MARTINE

ROCHECOMBE

Martine est venue ce matin au domaine de Rochecombe, son domaine, pour continuer le tri et le rangement. Plus le temps passe, plus cette maison l'attire. Un travail fou sera nécessaire pour la remettre en état, mais elle gagne bien sa vie. Elle trouvera des entrepreneurs. Elle s'y installera, au moins pour les vacances.

À présent, elle est à quelque cinq cents mètres de ce nouveau chez-elle, au moulin de Rochecombe, avec Léonie. Dans la pièce à vivre du moulin neuf, le couvert est mis sur la magnifique et accueillante table. Martine est contente à l'idée de faire connaissance avec Sylvain, sa femme et ses enfants.

En attendant ensemble l'arrivée des enfants et petits-enfants de son amie, elles sont descendues prendre l'air et le soleil de l'été dans le jardin derrière le moulin. Ficelle ronge un petit os en plastique que Léonie a acheté pour elle. Le journal de Victor est posé sur la table avec deux verres, un pot à eau, une bouteille de sirop et une petite assiette avec quelques biscuits.

— Voyez, vous êtes contente, maintenant, que j'aie retrouvé le journal.

— C'est certain. Il m'a permis de comprendre qu'à l'époque, il m'avait abandonnée par amour.

— C'est bien pour ça que je vous l'ai prêté.

— Je m'en doute. J'étais bien embêtée, au début quand vous m'avez dit que vous l'aviez trouvé. Je me demandais ce qu'il y aurait écrit.

— Il n'y avait vraiment pas de quoi. D'abord parce que toute cette histoire est passée et que je n'ai pas à m'en mêler.

— Vémer était quand même votre grand-père. Et le fait que nous nous soyons aimés aurait pu vous choquer.

— C'était sa vie. Son existence s'était forgée sur son passé. S'il n'avait pas été veuf, vous ne l'auriez sûrement pas connu, parce qu'il n'avait sans doute pas besoin de communiquer avec quelqu'un d'autre, comme il l'a fait avec vous, quand ma grand-mère était de ce monde. S'il n'avait pas été handicapé, vous ne l'auriez pas connu non plus, parce qu'il n'aurait pas passé sa vie à garder des vaches... Il est né au mauvais moment, il a été obligé d'aller faire la guerre, il y a perdu des doigts et une jambe.

— Ça lui a donné la possibilité d'apprendre à faire des paniers.

Un sourire se dessine sur le visage de Martine.

— Et grâce à vous, grâce à cette relation que vous avez eue ensemble, qui n'était peut-être pas totalement de l'amitié, contrairement à ce que vous souhaitiez me faire croire, j'ai aujourd'hui chez moi un précieux panier qui vient de lui. Alors vous savez, Léonie, je chéris la relation que vous avez eue avec lui, je chéris vos échanges, je chéris votre amour. Et aujourd'hui je vous chéris, aussi, non pas parce que vous auriez pu être ma mère, non pas parce que vous avez profondément aimé mon grand-père, mais surtout parce que vous êtes une formidable amie, une merveilleuse confidente, le lien avec ma famille maternelle.

— J'ai été le lien pour que vous puissiez apprendre ce que vous savez aujourd'hui. Mais, concernant votre grand-mère, je n'en sais pas plus, autrement, je vous le dirai.

— En effet, j'aimerais bien apprendre pourquoi elle et sa belle-sœur, la sœur de mon grand-père, s'étaient disputées. Ça me permettrait de connaître mes cousins.

— C'était vraiment quelqu'un de bien, votre grand-père, vous savez.

— Peut-être parce que sa vie n'avait pas été facile. Souvent, quand on traverse des souffrances et des difficultés, on comprend mieux les choses.

— Il devait avoir une peine immense, quand il m'a dit que nous devions nous séparer.

— Il a évalué ce que serait votre vie si vous restiez auprès de lui. Il a sans doute pesé le pour et le contre.

— Au fond, il avait un grand respect pour moi.

— Il vous aimait, c'est évident. Il a su ce qui serait le plus important pour vous. Et il a fait en sorte que vous puissiez le réaliser... Je comprends, maintenant, votre phrase il y a quelques mois : « ce n'est pas ce que vous croyez. »

La vieille dame est toute rouge. Martine prend la mesure de la clarté et l'enthousiasme qui se lisent cependant dans ses yeux. Elle sourit.

— Ne vous inquiétez pas, les quelques baisers que vous aviez échangés avec lui ne me perturbent pas plus que ça.

— ...

— Ce que je trouve plus déplaisant, par contre, c'est la réaction de mon père. Dire qu'il m'empêchait de voir mon grand-père parce qu'il avait su que vous vous rencontriez...

— Je suis désolée, ça c'est ma faute...

— Pas du tout, c'est de la sienne. En fait il a voulu me préserver, comme il me l'a laissé entendre. Mais, en fait, personne ne peut sauver personne.

— Je l'ai appris aussi grâce à vous. Et un peu grâce à lui, depuis que je repense à tout ça…

— Ça a été réellement un plaisir, Léonie, d'avoir appris ce qui vous liait.

*

Le retour sur le passé et les résultats de ses recherches procurent à Martine un réel apaisement.

Léonie, un peu mère, un peu grand-mère, mais surtout confidente ; Victor, un grand-père presque modèle, un être de respect. Elle n'a pas pu le connaître. Elle n'en veut pas trop à son père, cependant : il a cru bien faire.

Une question trotte encore dans sa tête : qui était sa grand-mère, exactement, à part celle que Victor avait épousée ? Lui et sa sœur ne sont pas là pour le dire. Pour le savoir, il faudra qu'elle fasse connaissance avec les demi-cousines de Pascal, les petites-filles de Joséphine.

Elle voudrait bien découvrir aussi le sens des lettres « JRLA » et « JEA » dans le journal. Un code ?

Elle se promet aussi de retrouver la trace d'Augustine, la vie d'Augustine.

Encore beaucoup de recherches en perspective, sans doute.

Elle prendra des vacances après la saison des curistes. Elle en profitera pour aller séjourner à Paris.

Elle est en train de fouiller le passé, mais il faudrait peut-être aussi qu'elle se préoccupe de ce que devient sa fille. Elle n'a pas pris le temps d'aller chez Amélie qui l'a invitée. Elle a peut-être un peu trop négligé la relation avec elle, dernièrement. Elle ira la voir bientôt.

Il faut dépasser nos épreuves. C'est de Victor qu'elle tient cet enseignement. Ce grand-père a été un homme de tendresse et d'amour, un homme à moitié mort qui retrouvait la vie, les émotions, les sentiments profonds, un exemple.

Ses recherches et la rencontre avec son demi-cousin lui ont fait comprendre qu'elle a encore beaucoup à faire pour se connaître. Incontestablement, Pascal a contribué à cette prise de conscience. Elle devra encore effectuer beaucoup de travail sur elle-même.

Elle a retrouvé une part de bonheur, une partie de ses racines. Mais elle n'a toujours pas trouvé celui avec qui elle aurait envie de passer le reste de sa vie.

C'est l'été, il fait un temps magnifique, elle prend sa voiture, son pique-nique, sa solitude et ses réflexions, elle part passer sa journée dans les Silences de Rochecombe.

Son domaine.

Elle veut prendre le bon air de ses origines.

Emmagasiner de l'énergie pour poursuivre le sillon de la vie dans les secrets de ses ancêtres.

Antoine Guiraud (premier mariage)

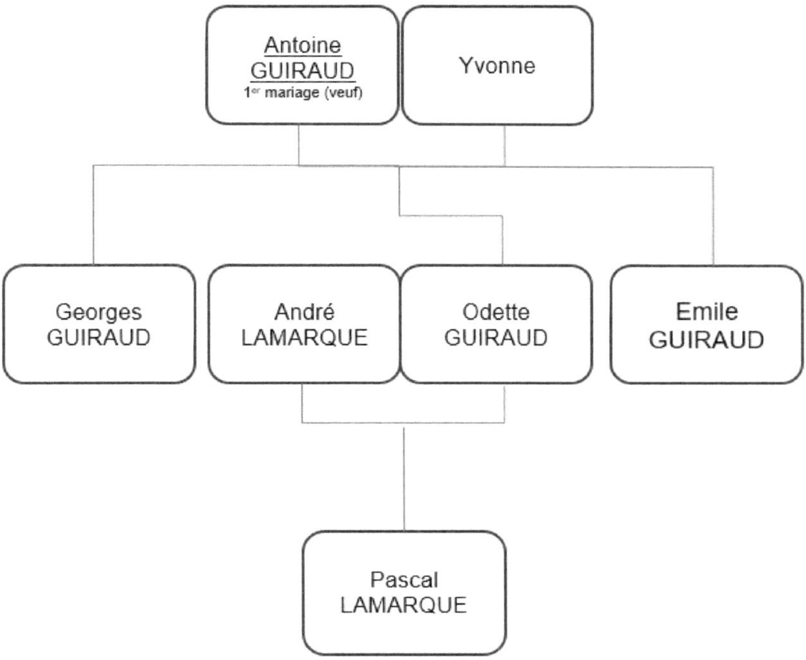

GUSTAVE MERCIER

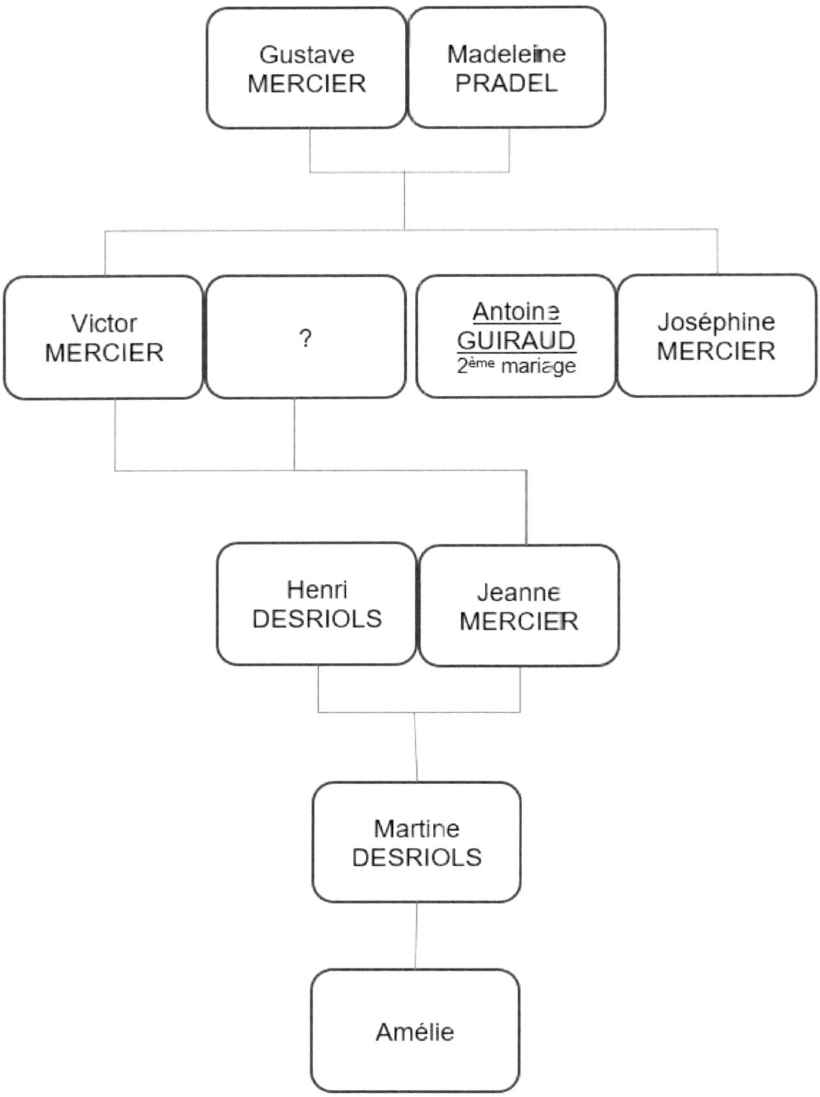

Chère lectrice, cher lecteur,
vous avez aimé ce deuxième volet, Victor,
de ma série Les silences de Rochecombe ?

Je vous serais très reconnaissante
de bien vouloir m'aider à faire connaître cette histoire,
en postant, le plus rapidement possible
afin de ne pas oublier, et pourquoi pas tout de suite,
une évaluation **sur Amazon** :
les commentaires aident les lecteurs à faire leur choix.

Des personnes qui apprécient un livre mettent parfois
trois étoiles. Sachez, chère lectrice, cher lecteur,
qu'en dessous de 4,5 étoiles, l'évaluation est considérée
comme négative par la plupart des gens.
Je vous remercie.

Pour poster l'avis sur Amazon, allez sur la page du roman,
et scrollez (avec la molette de votre souris) jusqu'à ce que
vous trouviez les commentaires clients.
Cliquez alors sur « écrire un commentaire clients »

et sur **Babelio**

Vous avez aimé ce deuxième volet de la série ?
Les Silences de Rochecombe, 2 - Victor ?
Découvrez le tome 1 si ce n'est pas déjà fait.

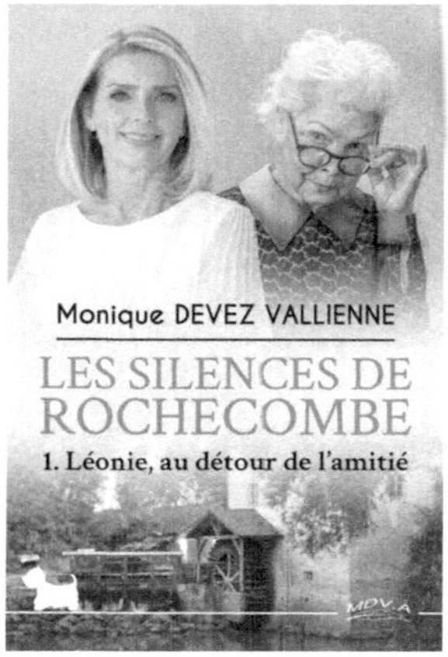

Vous devriez apprécier les tomes suivants.
Et tout d'abord le prochain, intitulé
Les Silences de Rochecombe, 3 - Émilienne.
À paraître d'ici quelque temps

Vous avez aimé les deux premiers tomes de la série *Les Silences de Rochecombe, Léonie* et *Victor* ?

Vous devriez apprécier également le livre
Un Cri dans les Roseaux, *que vous pouvez, d'ores et déjà, lire :*
L'histoire de Jo, 6 ans, à qui la vie n'a pas fait de cadeau alors qu'il est encore si jeune.
Pour le trouver, je vous invite à vous rendre ici :

L'histoire

Dans la France rurale de la fin du XIXe siècle, le petit Jo, six ans, vit heureux auprès des siens. Il leur apporte un peu d'aide, court avec son chien, fait des ricochets dans la rivière... Un jour, on l'envoie jouer chez un voisin, mais à son retour, sa maman n'est plus là. Aucune explication : on veut le protéger.

Il sombre, au contraire, dans la détresse.

Qui va le prendre par la main pour le tirer de son mutisme et le remettre sur le chemin de la vie ? Parviendra-t-il à trouver le bonheur ?

Un roman plein d'émotion. Des recherches sur les traumatismes de l'enfance.

Un hymne à l'espérance.

La scène d'ouverture

« *Une pièce désertée, sombre, silencieuse !*

Dans l'immense cheminée, un feu mal entretenu s'étiole : du bois de hêtre sec se consume depuis longtemps. Calciné. Presque mort !

Rentre. Regarde partout dans cette pénombre. Cherche. Écoute bien, prête l'oreille ! Alors, soudain, là, dans le fond de l'alcôve, derrière le gros rideau de toile, tu perçois… Des coups sourds se répètent ! Qu'est-ce ?

Tu veux savoir. A tâtons, tu t'approches, tu soulèves l'étoffe. C'est obscur. Le bruit a cessé. Ton regard fouille ces ténèbres. Tu as trouvé !

Comme dans l'antre de la terreur, un enfant installé sur son séant ! Tu ne peux le distinguer. Il semble vêtu de couleurs sombres. Les jambes fléchies, les coudes plantés sur les genoux, la tête contre le mur. Il a couvert son visage de ses paumes.

Il y a plusieurs heures que les autres sont partis…

Tu es là, comme moi, debout. Tu observes la scène, tu n'es pas tranquille. Du lit sur lequel il est assis, il ne te voit pas. Il ne sent pas ta présence. Mais toi, tu discernes, dans l'ombre, la chevelure noire et le dos de ses mains ouvertes, plus pâles, qui cachent sa figure.

Que fait-il, assis là, seul dans cette maison qui se refroidit de minute en minute ? Et toi ? Pourquoi es-tu rentré ? Tu te le demandes. Tu as peur, tu ne sais que faire.

Et ce tapage que tu entendais quelques secondes auparavant et qui se reproduisait à un rythme régulier, qu'est-ce que c'était ?

Tu ne sais pas. Un choc qui retentit, en cadence, sourd, sinistre ! Il frappe dans ta mémoire : tu le perçois encore, comme une menace, comme la trace de quelque malheur : il ne te quitte pas ! Tu essaies de savoir ce qu'il y a autour. Tes yeux inspectent le lieu… Et boum ! Boum ! » …

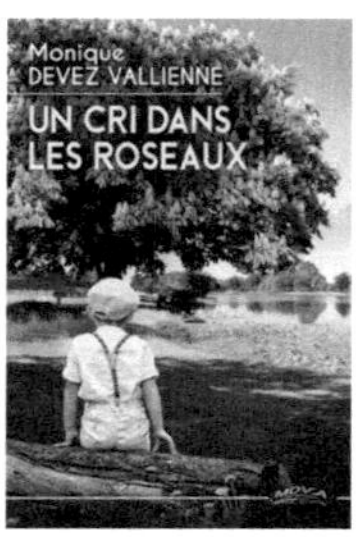

Remerciements

MERCI tout d'abord à mes éditeurs d'avoir accepté de publier mes premiers livres, poèmes et romans. Sans eux, ce que j'écris aujourd'hui n'existerait pas. Merci donc à Lena, Jean-Louis, Lucien.

MERCI à Emmanuelle qui, au moment du premier confinement, m'a remise sur la voie de l'écriture. Pour des raisons personnelles, j'avais un peu laissé tomber cette passion. Mais je sais aujourd'hui qu'elle me donne le bonheur d'exister. Merci donc, Emmanuelle, pour ton enthousiasme contagieux, ta gentillesse, tes encouragements.

MERCI à toi, Philippe, mon mari, à vous, mes enfants et mes petits-enfants pour votre soutien. Grâce à vous, je réalise chaque jour un peu plus mon rêve d'écriture. Vous savez combien j'aime partager des moments avec vous. Vous savez que vous passerez toujours avant l'écriture. Mais vous savez aussi combien cette passion me tient à cœur. Je vous remercie, et particulièrement toi, Philippe, qui m'aide au quotidien pour me laisser le temps de rêver, nécessaire à la réalisation de mes romans.

Un grand MERCI également à mes lectrices et mes lecteurs, rencontrés lors de dédicaces, par mon site Internet ou sur Facebook. C'est vous qui me donnez du courage lorsque j'hésite, lorsque le doute s'empare de moi. Je ne peux pas vous nommer tous ici mais sachez que vous êtes bien présents dans mon cœur.

Un MERCI spécial pour vous, Edwige, Louise, Thalie qui avez été les premières à lire mon premier e-book et à m'encourager dans ma démarche d'auto édition.

MERCI à toi, chère lectrice chère lecteur, qui vient de découvrir ce roman. J'espère que tu auras été touché par l'histoire de Léonie et que tu auras envie de découvrir les autres secrets de Rochecombe.

Pour connaître mes autres romans, pour vous évader dans mes autres histoires inspirées du vécu, dans la poésie de la nature, je vous invite à visiter mon site.
https://www.moniquedevezvallienne.com

Pour communiquer avec moi, pour me contacter, vous pouvez m'écrire à l'adresse :
auteur@moniquedevezvallienne.com

Je vous souhaite tout le bonheur.

ISBN : 978-2-954-04136-0
Dépôt légal : 3e trimestre 2023

Merci à Leslie de m'avoir aidée
à concevoir la couverture.

Printed in France by Amazon
Brétigny-sur-Orge, FR

17704157R00159